THE IMPACT OF PLANDEMIC

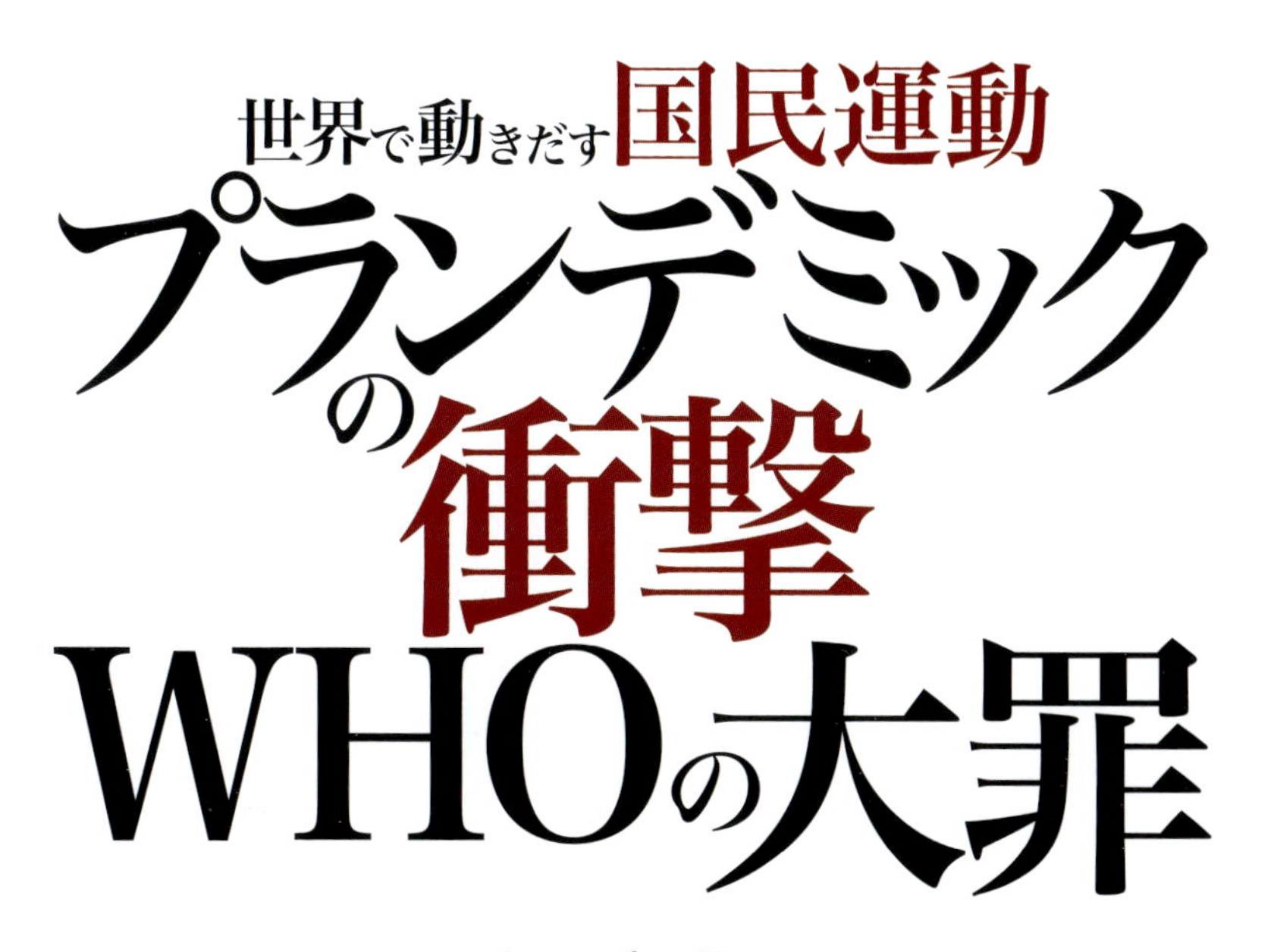

トランプ圧勝で
仕組まれたパンデミックが明らかになる

林千勝

徳間書店

まえがき

私と井上正康博士が共同代表を務め、国民の健康と基本的人権を守る目的で設立された非営利団体「ＷＨＯから命をまもる国民運動」は、２０２４年（令和６年）10月27日の衆議院議員選挙に臨んで、全１３４４人の候補補者に対して「命をまもる」アンケートを実施しました。

回答した候補者は34人。残念ながら、自民・公明、維新、国民民主、社民の各党の候補者からの回答はありませんでした。

34人の内、後掲の「命をまもる」（選択肢）回答を寄せた候補者は26人。内訳は前職が４人で全員が立民。元職・新人が22人で、参政が16人、諸派無所属が５人などとなりました。

この26人のうち、当選したのは前職の４名のみという結果でした。

さらには、先の自民党総裁選挙においても、衆議院議員選挙においても、この「命をまもる」ことの重要性は、ほとんど争点にならなかったことを付け加えなければなりません。

【アンケートの質問および「命をまもる」回答】

質問①　新型コロナのmRNAワクチンの安全性や有効性が十分検証されていないと言われていますが、どうお考えですか？

⇒命をまもる回答：不十分であり、キチンとやるべき。

質問②　海外の大半の国々では新型コロナワクチンの接種が2022年春迄に終了しており､7回も自国民に打っているのは日本政府のみです。この状態をどう思われますか？

⇒命をまもる回答：異常と思う。

質問③　遺伝子ワクチンの接種が始まった2021年から毎年10万人近い超過死亡数（大量死）の増加があり、また都市部では火葬場が1～2週間待ちになっている事態をどう思われますか？

⇒命をまもる回答：異常であり、キチンと調査して対応すべきである。

質問④　政府のmRNAワクチン接種推進姿勢についてのお立場をお聞かせください。

⇒命をまもる回答：異常と思う。

質問⑤　米国企業が開発してベトナムの治験の直後に死者が出た事から両国では認可されなかった自己増殖型レプリコンワクチンを日本のみが承認して接種推進している事についてのお立場をお聞かせください。

⇒命をまもる回答：十分な治験後に検討すべきである。

質問⑥　緊急事態条項（緊急政令）についてのお立場をお聞かせください。

⇒命をまもる回答：反対

質問⑦　言論の自由の侵害や人権侵害の恐れが懸念される「新型インフルエンザ等対策政府行動計画」についてのお立場をお聞かせください。

⇒命をまもる回答：反対

質問⑧　改定ＩＨＲ国際保健規則（令和６年６月１日に第77回世界保健総会で決定）についてのお立場をお聞かせください。

⇒命をまもる回答：国民の基本的人権が侵されると懸念されるので反対。

質問⑨　WHOの過剰なワクチン対応姿勢の主因は「85%以上の予算が巨大製薬企業等の寄付金」に依存し、この利益相反関係により加盟国が不利益を受けています。その為に多くの国々でWHOから脱退する動きが見られます。この事実に対するお考えをお聞かせください。

⇒命をまもる回答：日本も脱退すべきである。又は、日本は脱退せず改善を要求すべきである。

このような日本の政治状況とは対照的に、11月5日の米大統領選挙では、ロバート・ケネディ・ジュニアとともに"Make America Healthy Again"を掲げ、従来のＷＨＯやグローバルワクチンビジネスに追従した連邦政府の政策を抜本的に見直すことを約したトランプ・共和党が圧勝しました。

しかしながら、日本国民の命をまもるには、国民が自ら立ち上がり、運動を興し発展させ、内外の連携をしっかりとやっていかなければならないとの思いが一層強まるばかりです。

本書では、激動の２０２４年を中心に、そして翌年の動向を占うべく、経緯とその背景を、紙幅の制約がある中で、できるだけ客観的に叙述することに努めました。

国民の命をまもる運動に賛同しご支援いただいている多くの皆様、各分野で日夜ご努力されている皆様に心よりの感謝を申し上げるとともに、本書をｍＲＮＡワクチンの被害に遭われた多くの方々とそのご家族の皆様に捧げます。

目次

第3章　「ワクチン」というグローバルビジネスの正体

第4章　200年前から世界を支配するNew World Orderという旧秩序

第５章　グローバリストと対峙するトランプとケネディ

第6章「次のパンデミック」は仕掛けられている⁉

第7章　世界と連携する国民運動の衝撃

装丁／ヒキマタカシ
ＤＴＰ／Ｃパブリッシングサービス
校閲／麦秋アートセンター
編集担当／佐藤春生

第1章

日本人への「3発目の原爆」か

日本人が知らない「アンソニー・ファウチ体制」

2024年10月1日から定期接種が開始された「レプリコンワクチン（自己増殖型遺伝子注射）」の正体は何か？

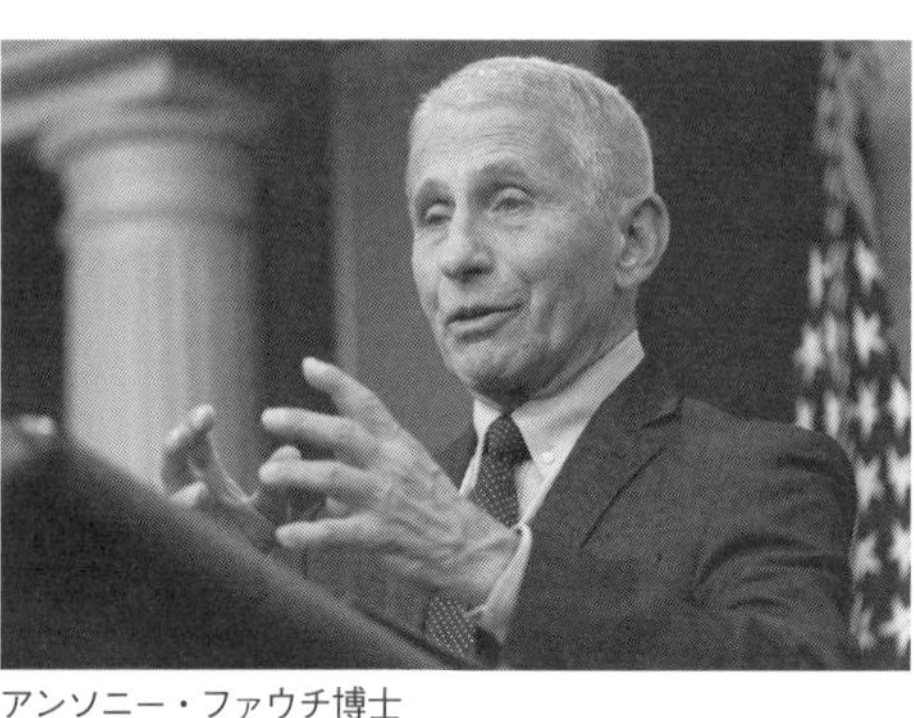

アンソニー・ファウチ博士
写真：AP／アフロ

それを理解するには、まずは、世界の衛生政策における「アンソニー・ファウチ体制」と事実上ビル・ゲイツが支配する「世界保健機関（WHO）」とは何かから知る必要があります。

日本の厚生労働省に相当する米国保健福祉省（HHS）の管轄下には「米国立衛生研究所（NIH）」があり、NIHの傘下にファウチが約40年にわたって所長として君臨してきた「国立アレルギー・感染症研究所（NIAID）」があります。ファウチは実質上、NIHの支配者でもあり、さらにはHHSのすべてを取り仕切っていたと言われています。

ファウチがなぜそのような力を持つに至ったかは第2章で述べます。エイズ薬ブームをつくり成功させ、ワクチンで製薬会社に大儲けさせ、ＮＩＨやＮＩＡＩＤは自由に使える莫大な予算を連邦議会から獲得し、学術的研究や公衆衛生政策の立案において世界的な影響力を手にしたのです。その影響力はＨＨＳの傘下にある食品医薬品局（ＦＤＡ）や疾病管理予防センター（ＣＤＣ）にも及んでいました。

要するにＮＩＨやＮＩＡＩＤの金が米国中はおろか世界中の主要医療機関や主要研究機関に行き渡り、その金の力でファウチは世界の医療界で絶大な影響力を持つに至ったのです。もちろん、日本もその例外ではありません。

たとえば、２０22年におけるＮＩＨとＮＩＡＩＤが医療機関や研究機関に出した助成金は、総額３００億ドル（約４・５兆円）にも上ります。

ＷＨＯを支配するビル・ゲイツ

ＷＨＯといえば、世界中すべての人々の健康を増進し保護するため各国家が協力体制をとる目的で設立された衛生政策をリードする正義の国際機関というイメージを持たれている方が多いかもしれません。WHOはスイスのジュネーブに本部があり、194の国と地域が加盟し、世界各地に6つの地域事務局と約150か所の事務所を有し、職員数は7000人を超えています。

WHOが2024年5月9日に発表した2023年決算によると、全体の収入が33億4100万ドルです。うち96%以上を占めるプログラム予算の拠出順位は、1位米国15%、2位ビル&メリンダ・ゲイツ財団11%、3位GAVIワクチン・アライアンス8%（ゲイツがつくった組織）、4位ドイツ8%、5位欧州委員会7%、6位世界銀行6%で、そして中国が3%で7位です。つまり、ゲイツ財団とGAVIを合わせて19%となり、1位の米国を抜く規模です。

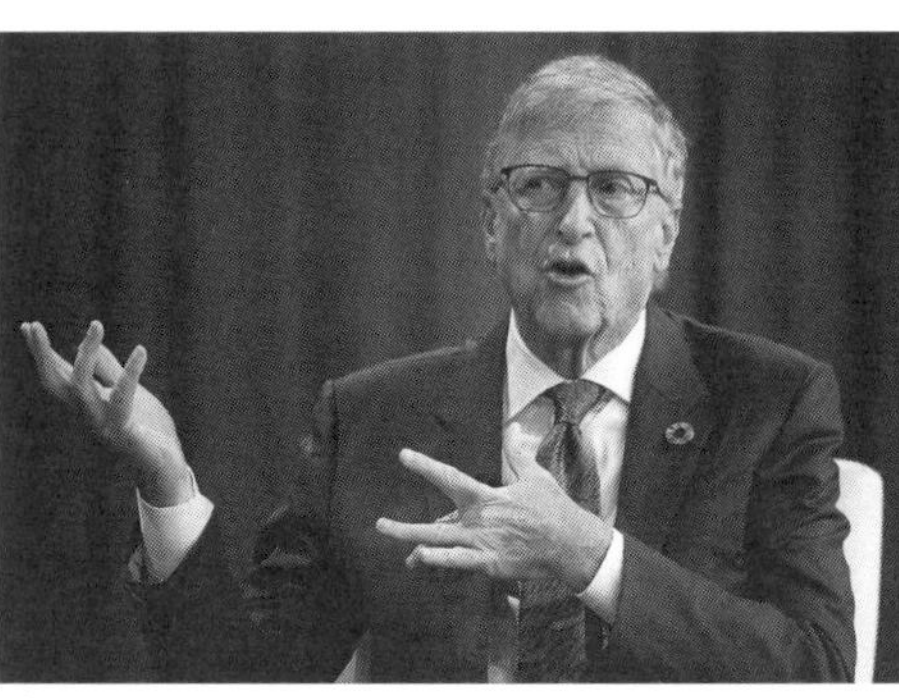

ビル・ゲイツ
写真：AP／アフロ

加えてゲイツは、予防接種に関する「戦略的諮問委員会（SAGE、世界保健機関の諮問グループの1つ）」、「UNICEF」、そして「国際ロータリークラブ」経由でも資金を提供しており、合計10億ドルを超える寄付を行っていると言われています。

言わばWHOの最大のスポンサーであり続けることにより、隠然たる力を発揮しているのです。そしてファウチ同様、というよりファウチと一体となったワクチンビジネスにより、パートナーである製薬会社が大儲けできるよう舵を取っているのです。

そのことを詳しく暴いたのが、私が日本語版の解説を書いたロバート・F・ケネディ・ジュニア著『The Real Anthony Fauci Bill: Gates, Big Pharma, and the Global War on Democracy and Public Health』（日本語版『The Real Anthony Fauci 人類を裏切った男』（上・中・下）経営科学出版）です。

2021年11月9日に米国で発売された同書は、書店に置かれず、主要メディアからは完全に無視され、さまざまな妨害を受けながらも、程なくミリオンセラーとなりました。

同書は、ケネディたちの広範なネットワークを礎（いしずえ）とした膨大な調査と情報の集積の賜物で、新型コロナのパンデミックの最中、ワクチン接種の強制やロックダウンを始めとする危機的状況が現出していた中で、「何かおかしい」と感じ出した人々の思いにストレートに応えてくれたのです。

本書を読むと、ゲイツは戦略的に金を使い、自分たちに都合のいい公衆衛生政策をとるようＷＨＯなどの国際支援組織に実行させていたことがわかります。

実際、２０１２年当時ＷＨＯ事務局長だったマーガレット・チャンは、「ＷＨＯの予算の多くは使途が厳格に決まっており、寄付をした者の利益に即して動くのです」と不平を漏らしていたといいます。

また、社会学者のリンゼイ・マギューイは、「ＷＨＯは構成国の政府に対して責任を負うと憲章に定められています。一方、ゲイツ財団が責任を負う相手は、ビル、メリンダ、ウォーレン・バフェット（バークシャー・ハサウェイのＣＥＯ）という３人の理事だけ。多くの市民団体が危惧するのは、ＷＨＯという国連機関の予算のかなりの部分が民間慈善団体から提供され、その使途を事細かに指示されるようでは、ＷＨＯの独立性が損なわれるのではないかという点です」と述べ、「ＷＨＯの事実上すべての重要決定事項が最初にゲイツ財団に精査されている」と指摘しています。

２０１７年にはゲイツはＷＨＯを完全に支配しており、自らの代理人としてテドロス・アダノム・ゲブレイェソスを新事務局長に就任させます。医学学位を持たないＷＨＯ事務局長など前例がないという反対意見や、テドロス自身の胡散臭い経歴があるにもかかわらず。

ロバート・ケネディ・ジュニアが信頼できる筋から得た情報では、テドロスはエチオピアでライバル部族の大量虐殺を画策するなど極度な人権侵害を行うテロ集団に関わっていたといいます。

また、テドロスはエチオピアの外務大臣時代、言論の自由を積極的に抑圧し、彼の党の政策を批判したジャーナリストたちを逮捕、収監しています。

そのような人物をゲイツが選んだのは、その忠誠心からだったというのです。

狙いは「パンデミック協定（条約）」と「改定国際保健規則（ＩＨＲ）」

ビル・ゲイツが次に狙っていたのが、２０２４年5月にＷＨＯ総会での採決が目指されていた「パンデミック協定」と「改定国際保健規則」です。これらは、グローバルなワクチンビジネスを利し、ＷＨＯに国家主権を超える巨大な統制的権限を与えるための措置です。

「パンデミック協定（条約）」とは、パンデミックの予防、備え、対応に関するWHO条約あるいは国際約束で、同案は、政府間交渉会議で策定されます。

厚労省や外務省によると、WHOの権限強化の中身や各国への規制の程度についてはこれから議論が深まっていくとのことでしたが、懸念されていた事項を簡単に述べると、

「全加盟国におけるパンデミック時の迅速なワクチン接種の体制構築を目的に、先進国から途上国への支援体制作りを主眼としつつ、WHO事務局長が『パンデミック』を定義して『パンデミック』を宣言するかどうかを決め、加盟国の治療法やロックダウンを決定し、ワクチンを義務化して配布し、ワクチンの知的財産権と利益を管理するなど、WHOが巨大な権限を持つことになるのではないか」ということです。

また、人獣共通感染症への対応や動物の病気の予防措置の強化を含む統一的なワンヘルス・アプローチ推進とワンヘルス監視システムの強化、インフォデミック（偽情報や誤情報の混在・氾濫を表す造語）との戦い、男女平等の推進・多様性の尊重・ジ

エンダーへの配慮などの条文案も出されていました。もちろん、「偽情報」とか「誤情報」とはWHOという大本営が決めるそれであって、事実上の「検閲」「言論統制」の実施にほかなりません。

PABS（病原体へのアクセスと利益配分システム）に関する条文案は、グローバル・ウイルスビジネスとグローバル・ワクチンビジネスのために用意されていました。

パンデミック条約案は2024年5月のWHO総会で3分の2の賛成で可決され、2025年11月までに加盟国で批准されることが目指されていました。

もう1つの「国際保健規則（IHR）」とは、そもそもの目的が国際交通や取引に与える影響を最小限に抑えつつ疾病の国際的伝播を防止することでした。

これを改定することにより、WHO主導のワクチン供給の枠組みを作りつつ、各国の公衆衛生の緊急事態時の権限や公衆衛生対応の管理をWHOに国家主権を超えて委ねることになるのではないか、と懸念されていました。

たとえば、次のような改定事項です。

●「人間の尊厳、人権及び基本的自由を完全に尊重する」（第3条）の文言を削除。

●WHO事務局長が、潜在的事象をも対象に含め任意に緊急事態（またはパンデミック）を宣言できるようにする。

●WHOの勧告に法的拘束力を持たせる。

●各国が健康対策に関して下した決定を覆す権限を緊急委員会に与え、緊急委員会の決定を最終決定とする。

●WHOがワクチンの割当計画を立案し、先進国に供給させ、途上国に分配する。

●ワクチン接種のデジタル・ワクチン・パスポート（グローバルヘルス証明書）を導入する。

●WHOに、健康診断、ワクチン接種証明、感染の疑いがある者の監視と隔離、感染者の隔離と治療、接触者の追跡、地域間の移動の制限などを各国に義務付ける権限を与える。

●メディアやSNSなどにおける「誤情報」や「偽情報」の拡散に対抗する。

ここでも検閲、言論統制の項目が盛り込まれていました。「改定ＩＨＲ」と「パンデミック条約」は補完し合っているのです。

ＩＨＲの改定作業はパンデミック条約案の策定と並行して行われていました。やはり改定案は２０２４年５月のＷＨＯ総会で過半数の賛成で可決され、２０２５年６月に発効されることが目指されていました。過半数ですから、ＩＨＲの改定のほうがパンデミック条約より可決のハードルが低い。このまま問題意識が広く醸成されなければ、日本は安易に条約や改定規則を受け入れることでしょう。

このような重大な事柄が、日本の国会で議論されず、国民にも知らされないままに、一部の役人のみで国際機関の密室において検討されていること自体が大きな問題です。「パンデミック協定も改定ＩＨＲも共に、ＷＨＯによる各国政府を介さない直接世界統治を目指すもの」「人間の健康のみならず、動物の健康や環境の概念をもひとつにまとめた『ワンヘルス』のアジェンダの下、例えば動物の伝染病の予防、さらには気候変動への対処、そして土地利用までをも含む広範で強力な権限をＷＨＯ事務局長に与えるもの」との懸念が持たれ、米共和党議員をはじめとする欧米の野党有志議員や各国の有志医師たちが果敢に反対運動を展開し、その先頭に立っているのがロバート・ケネディ・ジュニアなのです。その戦いについては第5章で詳しく述べます。

勘の良い方はピンとくると思いますが、「ワンヘルス」は全体主義的世界統一政府を目指す「ワンワールド」のキャッチフレーズを想起させます。

「ワンワールド、ワンヘルス（ひとつの世界、ひとつの健康）」は、２００４年にＷＨＯ、ＣＤＣ、ＦＡＯ（国連食糧農業機関）などの国際機関が参加しワンヘルスの考え方を国際的に打ち上げたロックフェラー大学で開催された会議の題目でした。

もはや「ＷＨＯ＝World Health Organization」ではなく、「ＷＨＯ＝Worst Health Organization」と言い換えたほうがいいのではないでしょうか。

ゲイツ財団の支配下におかれた日本政府

バイデン大統領と保健福祉省など米政府機関、そして日本政府を含めＧ７各国政府はＷＨＯと共にこれらを強力に推進する側です。

日本政府も「ゲイツ財団」の支配下に置かれたのではないか、というのが私の持つ懸念です。

というのも、前厚労大臣の武見敬三氏が、厚労大臣就任前の2021年4月、国連、外務省が共催、経団連が後援の公開ウェビナー（オンラインセミナー）において、以下のようにIHR改定などの必要性を説き、自らが委員長で日本政府・自民党の政策をつくっている「グローバルヘルスと人間の安全保障」運営委員会の「主たる活動資金源はゲイツ財団である」と明言したからです。

「2017年12月、日本は政府主催でUHC（ユニバーサル・ヘルス・カバレッジ）フォーラムを開催して、テドロスWHO事務局長、ジム・キム世銀総裁、トニー・レイクユニセフ事務局長、セス・バークレーGAVIワクチン・アライアンス（ビル・ゲイツが出資する世界中で子どもの予防接種プログラムを推進するための組織）事務局長ら、そうそうたる方々が一堂に会し、UHCのファイナンス（財政）については財務省も非常に熱心に取り組みました」

「法律家的アプローチをとりまして国際保健規則により『強制措置（法）』をつくる必要性を求め、それによってこうしたパンデミックに対応する新たな国際条約を締結する必要性を提唱するようになってきています」

「わが国のなかには、『グローバルヘルスと人間の安全保障運営委員会』が官民連携のプラットフォームとしてできておりますけれども、採択された案件は政調審議会を通じて自民党の政策になるという政策決定のプロセスがデザインされている。実は、主たる活動の資金源はビル＆メリンダ・ゲイツ財団です」

「ＷＨＯのさまざまな改革の最終答申を（２０２１年）５月にＷＨＯの総会で発表する予定でございます」

２００７年にロックフェラーに近い山本正氏が中心になって政官財、医療界の官民連携でつくったのが「グローバルヘルスと人間の安全保障運営委員会」です。だいたい「グローバル」と「ヘルス」と「人間」と「安全保障」を組み合わせるワーディング自体が、非常にダボス的です。同委員会の委員長が、武見敬三氏でした。

私は武見氏のような人たちは、単なる「協力者」ではなく、「国籍は日本だが、グローバルな世界の住人」と捉えています。すなわち、第４章で述べるようにロックフェラーから始まり、ファウチ、ゲイツ、テドロスと、武見前厚労大臣、中谷比呂樹氏、上川前外相は皆グローバルな世界の住人なのです。

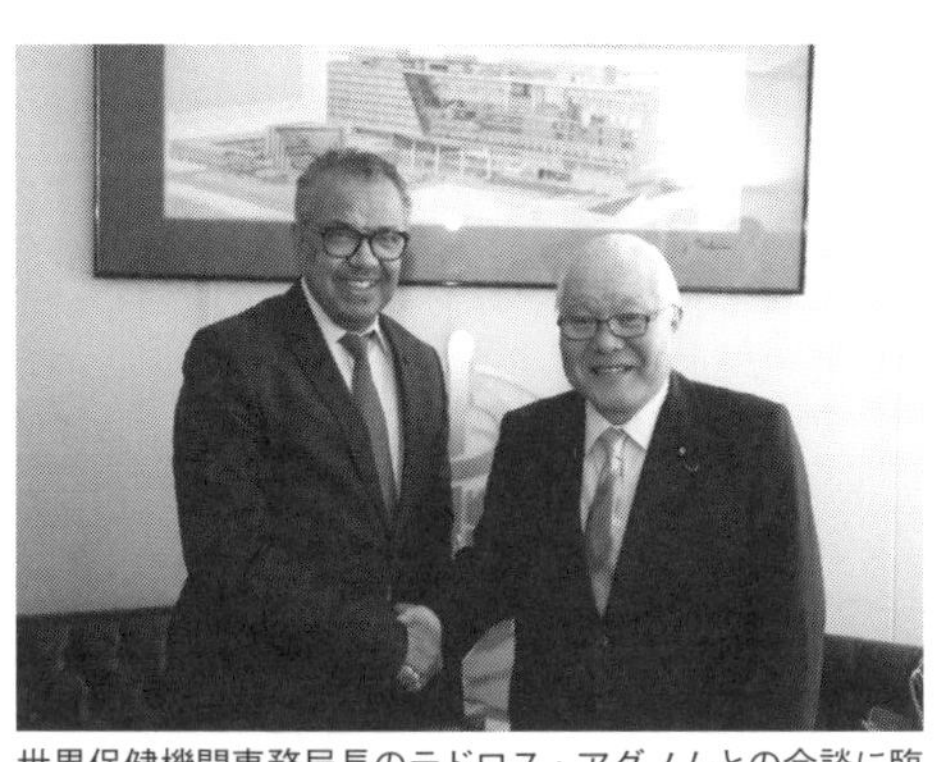
世界保健機関事務局長のテドロス・アダノムとの会談に臨む武見敬三（厚生労働省ホームページ）

そのような世界に、厚労省の職員も従属している。日本国の〝公僕〟（死語か）たる国家公務員がそれでいいのか。「目覚めよ、厚労省職員！」と言いたい。

その武見氏が、主たる活動の資金源がゲイツ財団である「グローバルヘルスと人間の安全保障運営委員会」の方針のもと、自民党ひいては日本政府の政策が決められていることを明言しています。

ＩＨＲ改定も、その流れの中にあるのです。先程の武見氏の発言の意味するもう一つの伏線は、「日本の税金を突っ込め」ということのようです。

ゲイツ財団は日本をATMにしようとしています。実際、武見氏を中心に、自民党は日本をUHCのチャンピオンにしようとしているかのようにみえる。UHCは、2015年の国連総会で定められた「持続可能な開発目標（SDGs）」の目標3（健康と福祉）に含まれているものです。特に、保健医療分野と経済との間の新たな関係を政策的に再統合しようと熱心に推し進めています。

武見氏は2000年頃から関わり、2015年辺りから政府ぐるみの取り組みによりWHOへの日本の影響力は加速しました。

そして、戦争をビジネスにする「軍産複合体」ならぬワクチンビジネスの「医産複合体」としての自民党が出来上がっています。

公益財団法人「グローバルヘルス技術振興基金（GHIT Fund）」

グローバルヘルスを推進すべくゲイツ財団と連携する公益財団法人に「グローバルヘルス技術振興基金（GHIT Fund）」があります。

構想者は山田忠孝氏（故人）であり、2012年11月6日に設立されました（20

13年4月より事業開始)。

①開発途上国向け医薬品開発におけるグローバルな連携の推進
②医薬品開発のグローバルな連携への投資
③日本のグローバルヘルス分野における国際貢献の推進と強化

という目標からも、ゲイツ財団と足並みをそろえた団体であることがわかります。

元ゲイツ財団グローバルヘルスプログラムプレジデントで、2011年当時武田薬品工業株式会社チーフ・サイエンティフィック&メディカル・オフィサーを務めていた山田忠孝氏と、エーザイ株式会社でグローバルアクセスストラテジー・ディレクターを務めていたBTスリングスビーが昼食の席で、紙ナプキンの裏にGHIT Fundのコンセプトを描画しました。日本の製薬企業、ゲイツ財団、日本政府が連携して、グローバルヘルスのための製品開発(R&D)を推進するという「マッチングファンド」のアイデアを着想し、2011年10月~2012年6月に主要なステークホルダーを巻き込んでいきました。

武見敬三氏や渋谷健司氏（東京大学教授）、内藤晴夫氏（エーザイ株式会社）、長谷川閑史氏（武田薬品工業株式会社）らの協力を得ながら、ＢＴスリングスビーが日本政府と日本企業各社への提案を行う。一方、山田忠孝氏とＢＴスリングスビーで、ゲイツ財団への提案を行ったといいます。

現在、会長・代表理事は厚労省国際参与でＷＨＯで重責を担っている中谷比呂樹氏です。ＧＨＩＴ Ｆｕｎｄのこの10年で累積投資額は約３００億円、１００件以上の研究開発プロジェクトを支援してきました。２０２３年4月1日現在も約50件のプロジェクトが進行しており、そのうちの12件が臨床試験中です。国内外のパートナーは１７０機関以上におよび、日本の製薬企業や大学と海外のパートナー機関を結びつけ、イノベーションを加速させることが役割と自認しています。

オブザーバーに、ゲイツ財団とウェルカム財団から各1名が入っています。

今後これまで以上に研究開発の効率化、加速化を目指し、治療薬、ワクチン、診断薬の開発を国際的な連携によって推進する計画といいます(ＧＨＩＴ Ｆｕｎｄ ＨＰ)。

自分のワクチンが「数百万人の命を救った」とするゲイツの主張は、何の

証拠も検証も説明責任も伴わない、ただの言葉遊びにすぎない。ゲイツの組織で重要な意思決定や助言を行うのは、当然ながら、彼の医薬品至上主義を共有する製薬業界のかつての大御所や調整役といった面々だ。

山田忠孝博士は、2005年から2011年にわたってゲイツ財団のグローバル・ヘルス・プログラムのプレジデントを務めた。また、グラクソ・スミスクライン研究開発部門の前会長でもあった。山田は、自らの脅迫行為に対する複数の告発について、上院歳出委員会が喚問しようとしていた少し前に、同社を退職した。この脅迫行為とは、爆発的に売れたスミスクライン製の糖尿病治療薬（商品名Avandia）が、約8万3000人のアメリカ人の命を故意に奪ったのではと調査していた著名な医師らを、口封じのために脅したというものだ。上院委員会の職員が喚問に応じるよう求める書簡をゲイツ財団宛てに送ったのだから、ビル・ゲイツは山田の悪質な行為を承知していたはずだ。ジャーナリストのポール・D・サッカーによる2021年5月11日の記事には、山田が尋問者に対し繰り返し嘘をついていた様子が描写されている。（『The Real Anthony Fauci 人類を裏切った男』）

「レプリコンワクチン（自己増殖型人工遺伝子製剤《注射》）」とは何か

日本で進められているレプリコンワクチン。以下のような懸念があると言われています。

①接種者の飛沫から非接種者に感染する恐れがあり、これに対する臨床実験はなされていない。
②自己増殖に歯止めが利かなくなり、永久にスパイクタンパクのトゲトゲが生産され続ける恐れがある。
③そもそもｍＲＮＡが人体の遺伝情報に影響を及ぼさないという確証がない。

それでは「レプリコンワクチン」とは何でしょうか。

２０２４年８月、「一般社団法人日本看護倫理学会」は５つの問題点を掲げた緊急声明を出しています（「新型コロナウイルス感染症予防接種に導入されるレプリコンワクチンへの懸念　自分と周りの人々のために」）。

①レプリコンワクチンが開発国や先行治験国で認可されていないという問題
②シェディング（感染）の問題
③将来の安全性に関する問題
④インフォームドコンセントの問題
⑤接種勧奨と同調圧力の問題

①の「開発国」とは米国であり、「先行治験国」はベトナムです。日本でレプリコンワクチンが承認されたのは2023年11月で、その9カ月後の緊急声明発表時点でも、米国、ベトナムを始め日本以外の国では承認されていません。
「この状況は、海外で認可が取り消された薬剤を日本で使い続けた結果、多くの健康被害をもたらした薬害事件を思い起こさせ」るといいます。

②のシェディング問題とは、レプリコンワクチンが「自己複製するｍＲＮＡ」であるために、レプリコンワクチン自体が接種者から非接種者に感染する恐れがあると言われていることです。つまり、ワクチン接種を望まない人も感染することによりワクチン接種をしたことになってしまうというのです。「ワクチン接種者入店お断り」の張り紙をしたお店のあることが話題になりましたが、シェディングの懸念から生じたものです。

「これは医療において最も重要で最も基本的な倫理原則である『危害を与えない』ことへの重大な侵害」であり「レプリコンワクチンにおけるシェディングに関する臨床研究は皆無（岸田、２０２４。厚生労働省、２０２４）」であることに注意喚起しています。「10月からの定期接種が、シェディングの有無を確認するための実証研究になってはいけない」というのは正論です。

③の将来の安全性に関する問題は、「人間の遺伝情報や遺伝機構に及ぼす影響、とくに後世への影響」についての懸念です。「ｍＲＮＡベースのワクチンはヒトのＤＮＡを変化させないという根強い主張」には根拠がなく、むしろ「最近の研究では、フ

ァイザー・ビオンテック製のｍＲＮＡワクチンの塩基配列がヒトの肝細胞のＤＮＡに逆転写」つまり影響を与えたとの報告もあるといいます（Aldén *et al.*, 2022）。

④のインフォームドコンセントの問題、⑤の接種勧奨と同調圧力の問題は、コロナ禍で嫌というほど体験したことなので割愛します。

２０２４年９月９日、毎日新聞に「不安だらけの新型コロナ『レプリコンワクチン』」を寄稿した谷口恭・谷口医院院長によれば、「レプリコン」とは生物学的用語であり、簡単に言えば「複製されるＲＮＡ（またはＤＮＡ）」のことだといいます。

したがって、レプリコンワクチンとは「注入されたｍＲＮＡが自己複製されるワクチン」なのですが、なぜ「自己複製」させる必要があるのでしょうか。「ワクチンの効能が短期間で失われる」ため、「レプリコンワクチンなら一度接種すればワクチンの有効成分（ｍＲＮＡ）が自己複製され、その結果ワクチンの効果も長持ちする」というのがその大きな理由だとされています。

しかし、コロナワクチンの効果が短期間で失われるのは、本来のワクチンの効果が減少することに加え、新型コロナウイルスが短期間で形を変えていくことにも原因があります。実際、コロナウイルスは、「武漢株、アルファ株、デルタ株、オミクロン株、さらにそのオミクロン株がXBB、BA1、BA2、JN1、KP2、KP3など、まるで既存のワクチンからすり抜けるように次々にかたちを変幻」させてきました。

しかし、それよりも問題なのは「安全性」だといいます。

mRNAワクチンとはコロナ禍をきっかけに誕生した「まったく新しいタイプのワクチン」であり、導入当初からそもそも「mRNAを体内に入れて安全性は担保されるのか」という疑問の声がありました。

厚労省や感染症専門医らは「体内に注入されたmRNAはすぐに分解されるから心配ない」と言ってましたが、「短期間で分解されるから安心」とは言えないし、「短期間で分解されない」ことを示唆した論文もあるとされ、現にコロナワクチン接種から3週間後に死亡した76歳男性の脳と心臓からワクチン由来のスパイクタンパクが多数検出されたことを示した報告も出ているといいます。

このように医療関係者からレプリコンワクチンの安全性および倫理性に関して懸念が表明されたことは知っておいたほうがいいでしょう。

日本人への「3発目の原爆」か

首相官邸ＨＰの「健康・医療戦略推進本部　第３回　医療分野の研究開発に関する専門調査会 平成25年（２０１３年）11月13日（水）（於：経済産業省別館１０４共用会議室）」を見ると、東京大学医科学研究所特任教授 河岡義裕（よしひろ）氏（ウイルス学者・獣医。東京大学名誉教授、ウィスコンシン大学マディソン校教授、国際医療研究センター国際ウイルス感染症研究センター長、新型インフルエンザ等対策推進会議委員、東京大学新世代感染症センター センター長。鳥インフルエンザウイルスとエボラウイルスの機能獲得実験の世界的な権威と言われる）の次のようなプレゼンが掲載されています。

（資料要点）

今般、決定された「新たな医療分野の研究開発体制」の設立は、今後の日本の医療向上に大きな貢献をすることが予想される。より高い効果を得るためには本研究開発体制の理念並びに組織構成とともに、研究開発テーマの選択が重要。

本研究開発体制を「医療のマンハッタン計画」と位置づけ、明確な実用化目標を設定し、潤沢な研究開発費を擁して、実績のある研究代表者の強力なリーダーシップの下で、早期（5年～10年）実用化を目指した研究開発を担う。

人獣共通感染症はいろいろな動物あるいは昆虫などに存在している微生物が人に伝播して病気を起こすもので、今までなかった病気は新興感染症と呼ばれる。

近年様々な感染症が世界中で発生。例えばMERSコロナウイルス、H7N9インフルエンザウイルスといった新しい感染症が出てきている。従って、この人獣共通感染症、新興感染症というのは今後ますます重要。厳重な監視と先回り対策が必要になる。

（河岡氏発言抜粋）

そもそもこの新体制の理念は何か。これは私が思うところ、「医療のマンハッタン計画」と位置づけるべきではないか。

御存じのようにマンハッタン計画というのは、アメリカが第二次世界大戦を終了させるために原爆を作ることを目標とした国家プロジェクト。

3点が重要、1番目は目標で、マンハッタン計画は原爆作製だったが、「新たな医療分野の研究開発体制」の場合は実用化を目指した研究開発を目標とすべき。

2番目は、実績のある研究代表者の強力なリーダーシップが重要。マンハッタン計画では優れたサイエンティストであり素晴らしいリーダーであったロバート・オッペンハイマーが研究チームをまとめた。

3番目として、充分な開発研究費を投資することが必要。マンハッタン計画は、国家プロジェクトとして行われ、膨大な開発研究費がつぎ込まれた。「新たな医療分野の研究開発体制」は、この3点を満たすことによって、早期すなわち、5〜10年での実用化を目指した研究開発をすべき。

私には、日本の医療分野の研究開発体制を指して、「マンハッタン計画」とか「オッペンハイマー」というワーディングは、常軌を逸しているように見えます。読者の皆さんはどう思われますか？

そして、河岡氏の言う「早期すなわち、5～10年での実用化」が、「米国から技術を入れながら10年目で達成された」ということなのでしょう。

前述のとおり、2024年11月現在、レプリコンワクチンが製造販売に向けて承認されているのは、世界で日本だけです。

日本でレプリコンワクチンを手掛けているのは「アルカリス」というmRNA医薬品の受託製造開発事業を展開する会社で、「アークトゥルス・セラピューティクス」という米国企業などの合弁会社です。同社は福島県南相馬にmRNA医薬の原薬製造施設――一部で「サティアン」とも言われている――を建設し（一部稼働中）、年間10億回分のレプリコンワクチンをつくる予定となっています。

そしてマーケティング（販売等）を担当しているのが、菓子メーカーとして有名な明治グループの「Meiji Seika ファルマ」です。9月18日、同社の社員がこの件についての告発本『私たちは売りたくない！』を出版しました。まるで「日本人の命を売りたくない！」と言っているようです。

私は同社社長に会談を申し込みましたが、立場が違うとのことで拒否されました。社長はレプリコンワクチンである「コスタイベ筋注用」が年1回の定期接種に適していると発表しました。

Meiji Seika ファルマに求められているのは対話や議論でした。残念ながら、この後、言論封殺や選挙妨害と捉えられてもおかしくない動きをしていきます。ところで、レプリコンワクチンの製品名「コスタイベ筋注用」のコスタイベ（ＫＯＳＴＡＩＶＥ）が、フィンランド語であり、「ＫＯＳＴＡＡ＝復讐する」から来ているとの説がネット上に溢れました。

そこで、私の知人は Meiji Seika ファルマのくすり相談室に、ＫＯＳＴＡＩＶＥの名称由来を電話で尋ねました。

返答は、「ＣＯＶＩＤ＋ＳＴＡＶＥ　ＯＦＦ（英語：食い止める）。ＣをＫにした理由、およびＡとＶの間にＩを入れた理由はくすり相談室ではわからない（会社としては答えられない）」とのことでした。

フィンランド大使館に照会したところ、フィンランド語そのものではないとのことでした。会社として製品名の由来を正確に答えられないことは普通ではないように思われます。

もともと米国で技術開発されたワクチンをなぜ日本でつくらなければならないのか、その国策およびビジネスの発想は大いに疑問が持たれます。

アークトゥルス・セラピューティクスの主要株主をみると、ブラックロック（株保有比率10・18％）やステートストリート（7・28％）、バンガード（5・15％）といったお馴染みの顔ぶれが並び、合計約23％の株を持っています。「日本人の命と健康を犠牲に利益を得る」という構図に見えてしまうのです。しかもアークトゥルス・セラピューティクスはなぜか日本を向いている。レプリコンワクチンの危険性とリスクは、内外の識者がさんざん警鐘を鳴らしているにもかかわらず「日本人」を狙う「3発目の原爆」と懸念されているゆえんです。

そうでないとするのであれば、メーカーや政府は、まずじっくり時間をかけて安全性を証明すべきです。しかしそれがない。

1944年9月のフランクリン・ルーズベルトとウィンストン・チャーチルの間で

交わされたハイドパーク覚書には「爆弾（原爆）が完成した暁には、熟慮の上、日本人に対して使用されるだろう。日本人が降伏するまで爆撃（原爆投下）が繰り返されることは警告されるべきである」と書かれていました（拙著『原爆は「日本人」へ二十数発投下せよ！──米英の極秘覚書が明かす原爆投下の真相』経営科学出版）。

レプリコンワクチンが日本人への「３発目の原爆」になるような事態は絶対に避けなければならないのです（ちなみに、驚くべきことですが、1発目、2発目の「原爆」は、実は、多量のナパーム爆弾と毒ガス爆弾であったとの証言・診断などに基づく研究も蓄積されています）。

ＶＬＰワクチンは「非常に安全」だと宣言

アークトゥルス・セラピューティクスとは別に、日本人が代表と技術開発をやっている米国企業「VLP Therapeutics（ＶＬＰＴ）」社があります。代表である赤畑渉(わたる)氏は、「ＶＬＰワクチン（ｍＲＮＡワクチン）は危険性がないため、非常に安全である。自己増殖するレプリコンワクチンは現行のｍＲＮＡワクチンと比べて10～１００分の１

程度の接種量で済むから短期間で日本全人口分の製造が可能だ」、とホームページ上で宣言しています。

赤畑氏は、京都大学ウイルス研究所の速水正憲教授の下、HIVワクチンの研究開発に携わり、2002年に博士号取得。この年から2012年までの10年間、あの米NIHワクチン研究センターで勤務しています。

2009年からウイルス様粒子（VLP）を使ったチクングンヤ熱ワクチンを開発。翌10年、同ワクチン研究成果を米科学誌「Nature Medicine」で報告、VLPが表紙を飾る。12年には、同ワクチン他3種類のアルファウイルスワクチン開発でNIH最高賞「Director's Award」受賞。

翌13年、従来のワクチン療法を一変する革新的な治療法を開発するため、上野隆司博士、久能祐子（くのうさちこ）博士らと「VLP Therapeutics」（本社：メリーランド州ゲイサーズバーグ）を設立し、そのCEOを務めます。

そしてVLPTの100％子会社としてVLPTジャパンを設立したのが、2020年。同社のレプリコンワクチンは儲かるということで、三菱UFJ銀行や多くの日本企業が出資しています。

２０２３年9月ＶＬＰＴジャパンは一般財団法人 阪大微生物病研究会（BIKEN財団）と、１９１５年創業の化学メーカー「デンカ」とレプリコンワクチンの共同研究契約を締結しています。

現在、日本において、レプリコンワクチンに関してはMeiji SeikaファルマとＶＬＰＴジャパンの２つの系統があるのです。

政府は「シェディング」を認めませんが、レプリコンワクチンからシェディングが生じないというしっかりとした科学的証明は無いと言います。

その結果、国民に疑心暗鬼が広がり、自衛のため非接種者は接種者を区別する傾向が生じ、接種者と非接種者との間に軋轢（あつれき）が生まれる可能性あります。非接種者が人との接触や外出を控える傾向になれば、社会的停滞ももたらすでしょう。

真の解決策は、治験も含め、レプリコンワクチンの接種禁止です。私は一連の流れは偶発的に起こるのではなく、織り込み済みではないかと懸念しています。

国民運動が必要

情報が閉ざされた日本では知られていませんが、世界では「反WHO（テドロス）」こそが多数派です。2021年9月に英国で、米国、カナダ、英国、南アフリカ、ドイツから集まった医師、科学者、法律家、人権擁護運動家たちによって設立され、現在、世界45カ国以上、200以上の団体が賛同する、「ワールドカウンシルフォーヘルス（WCH）」を筆頭に、反WHOの団体が数多くあります。

主要国の団体の幹部と話をすると、日本だけが世界的潮流である反WHO運動へ動いていないと言われるのです。つまり、これでは世界と連携がとれない。他国から見れば、日本はWHOの下僕に見えています。

トランプ大統領は第1次政権のとき、2021年7月6日、WHO脱退を正式に通告しました。次のバイデン政権下はWHOと一体でしたが、共和党はWHOの暴走に抵抗し続けました。トランプが返り咲き、上下連邦議会も共和党が多数派となった米国は、日本はWHOに関してバイデン政権同様の何とも情けない姿勢を取り続けているると見ることでしょう。

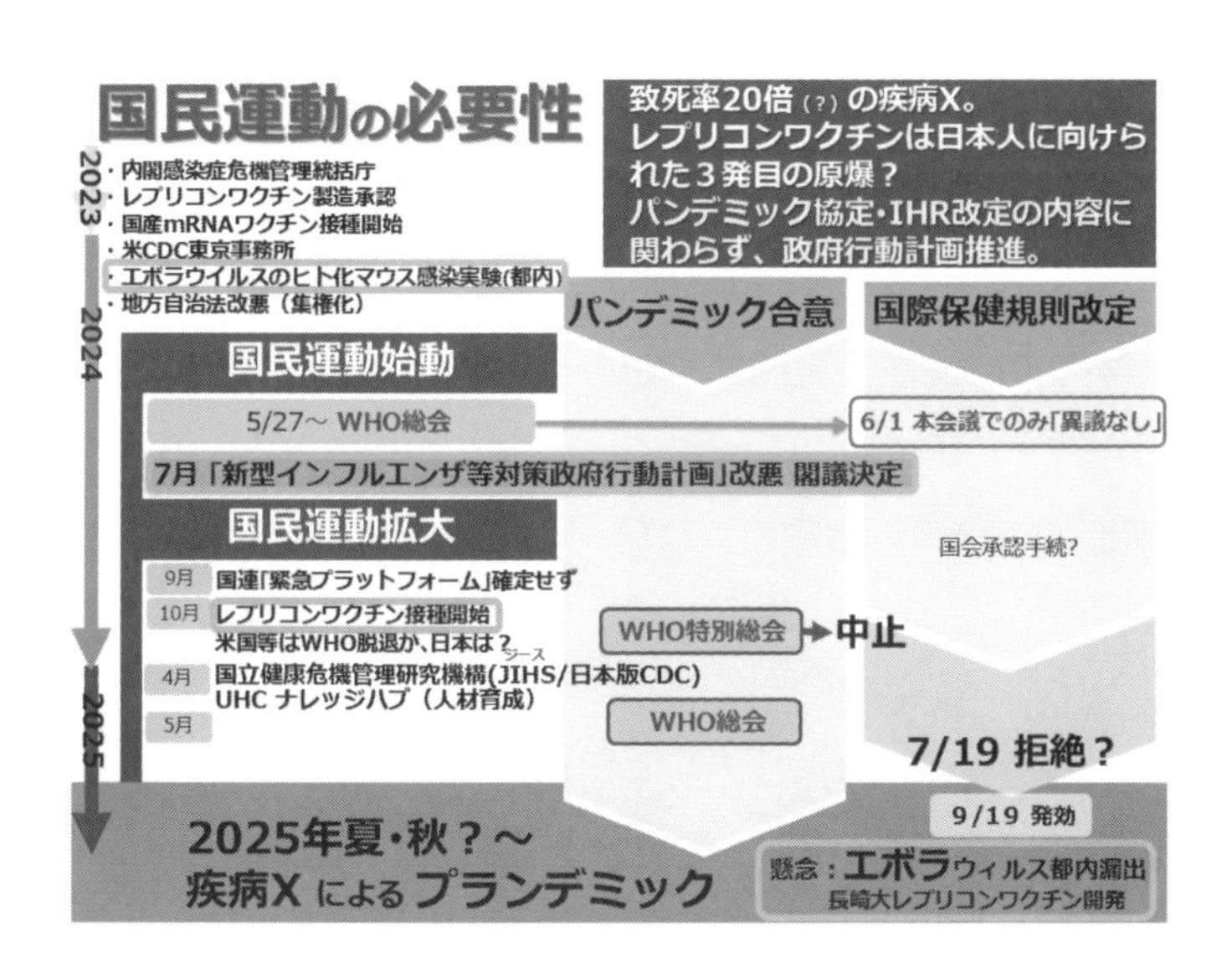

日本が命と健康を守る国となるには、ＷＨＯの頸木から逃れる大転換が必要です。パンデミック協定やＩＨＲ改定を推し進めるＷＨＯに「ＮＯ！」を突き付ける、国民運動を興し大きくしていく必要があるのです。

国民運動により、日本でも数万人から10万人が集まれば、世界に伝わります。このことが戦略的に大切なのです。

国民運動については、最終章（第７章）で詳しく述べたいと思います。

第2章

「パンデミック」はつくられたのか？

アメリカから武漢へ移されたコロナウイルス研究

衝撃的なことに、コロナが猛威を振るい始めた2020年4月下旬、トランプ大統領がオバマ政権下のアンソニー・ファウチと武漢研究所（武漢ウイルス研究所）の関係を記者会見で暴露しました。

「（前）オバマ政権が武漢の研究所に370万ドルの補助金を支給」したというのです。

そのことを理解するためにも、新型コロナが発生するまでの経緯を振り返りましょう。

2004年　フランスのシラク大統領が訪中の際、胡錦濤国家主席（2003年3月着任）と「新感染症の予防・制御に関する協力合意」を締結し、中国初のＰ４（バイオセーフティレベル４〈ＢＳＬ－４〉）実験室の建設計画が生まれた。計画は2010年に本格的に始動。（大紀元時報）

2014年10月17日　合衆国政府は、米国内での危険なウイルス研究への資

金提供を停止。（ＡＡＡＳ《雑誌「Science」》）

２０１５年１月31日　武漢ウイルスＰ４研究所完成（前身は１９５６年設立の「中国科学院武漢微生物研究室」）。（ウィキペディア）

２０１５年　ファウチが指示して、アメリカ国立衛生研究所（ＮＩＨ）が武漢研究所に３７０万ドルを支給。

２０１７年１月12日　ファウチがトランプ政権でのパンデミックを予言した。（前年11月８日にトランプは当選、当年１月20日に就任）

２０１７年２月23日　フランスのベルナール・カズヌーヴ当時首相とマリソル・トゥーレーヌ当時厚生大臣が武漢ウイルス研究所のＰ４ラボ除幕式に出席。（大紀元時報）

２０１９年12月31日13時41分　大紀元時報がコロナウイルス発生の第一報「湖北省武漢市保健当局は30日夜、『原因不明の肺炎』が発生した」と発表した。

２０２０年１月８日　ＷＨＯが新型ウイルスと認定。

２０２０年３月11日　ＷＨＯが新型コロナウイルスの感染拡大は「パンデミック」だと宣言。

２０２０年４月22日　ＷＨＯが「新型コロナは動物が起源」とし、武漢の研究所説を否定。

つまり、「２０１４年、米国で危険なウイルスの研究が禁止になったので、２０１５年、ファウチは、フランスの支援で建設された武漢研究所に、新型コロナウイルスの研究を外注し、これを今回のパンデミックの源と想定した」としてもそれ程不自然ではありません（但し、新型コロナウイルスが武漢研究所から出たという「確証」はまだ出てきていません）。

NIHから武漢研究所へ「320億ドル」の補助金をめぐる疑惑

ファウチの指示でNIHが武漢研究所に流した補助金は2015年に「370万ドル」とされています。日本円で約「6億円」です。

ところが、この「370万ドル」とは桁違いの数字が出てきました。「320億ドル」（約5兆円）です。これはNIHの1年の予算に匹敵します。単に「370万ドル」だけではなく「320億ドル」も解明していくと当時のトランプ大統領は表明していました。

NIHはメリーランド州ベセスダにあります。そのNIHと通りを隔ててあるのがジョンズ・ホプキンス大学の付属病院です。この2つの組織は、1996年から緊密な連携関係を築いています（ジョンズ・ホプキンス・メディシンHP）。

ちなみに、ジョンズ・ホプキンス大学とNIHは、37・8マイル（約60㎞）の距離、車で40分、アメリカで最も古い州間高速道路のひとつ95号線でつながっています。このフロリダからメイン州までを結ぶ東海岸線の幹線上には、ワシントンD.C.もニューヨークもあります。

2020年1月22日に、ジョンズ・ホプキンス大学の中国人留学生2人が新型コロナウイルスの感染マップのサイトを立ち上げました。そのサイトは、4月6日には「訪問者が150億人を突破した」とニュースになりました。アメリカで最初のコロナウイルス患者が確認されたのが1月20日、ホワイトハウスがコロナウイルス・タスクフォースを発足させたのが1月29日ということを考えると、このサイトの立ち上がりの早さ、そして広がりの速さは驚きです。

ジョンズ・ホプキンス大学の公衆衛生部門は1916年にロックフェラー財団によって設立されたという事実もあります(ロックフェラー財団HP)。

ファウチはDSドクター

アンソニー・ファウチはいかにしてアメリカの〝国医(America's Doctor)〟にな

ったのでしょうか。

ファウチは、1940年12月24日ニューヨーク・ブルックリンのベンソンハースト「リトル・イタリー」で生まれました。19世紀末祖父母の代にイタリアから移民してきたカソリック教徒の家系で、ファウチは家業(薬局)を手伝いながら育ちます。

このクリスマスイヴに生まれた子が、全額奨学金を得て、マンハッタンの山の手アッパーイーストサイドにあるローマカトリック少年のためのエリート校、「私立イエズス会中等学校レジス校」に入った時の家族の誇らしさは想像に難くありません。

1966年26歳でコーネル大学医学部(現 Weil Cornell Medicine)を首席で医学博士号を取得して卒業した後、ニューヨーク・ホスピタル・コーネル・メディカル・医療センターでインターンとレジデント研修を修了しました。

余談ですが、この Weil Cornell Medicine はロックフェラー大学(旧ロックフェラー医学研究センター)とスローン・ケタリング癌センターとほぼ隣り合わせにあり、この3つの組織共同で MD-PhD(医学博士)プログラムを提供しています(Weill Cornell/Rockefeller/Sloan-Kettering Tri-Institutional MD-PhD program)。

1968年27歳でNIHに入所してから、2022年12月31日付けで国立アレルギー・感染症研究所（NIAID）所長と米主医療顧問を辞任するまで、半世紀以上をNIHで務めました。

彼の経歴をパンデミック発生と合わせて見るのは興味深いです。

◆1968－1970　香港かぜ（H3N2ウイルス、死者百万人）

◇1968年27歳　国立衛生研究所に入所（国立アレルギー・感染症研究所（NIAID）・臨床調査研究所（LCI）の臨床アソシエイト）

1974年33歳　LCI臨床生理学課長に就任

◆1976 豚インフルエンザ（H1N1ウイルス 発生源豚 米軍基地内では流行せず 4000万人がワクチン接種）

◇1980年39歳　免疫調節研究所長に就任

◆1981－現在 HIV／AIDS 後天性免疫不全症候群（HIVウイルス 発生源チンパンジー 死者2500万－3500万人）（「AIDSの名付

け親がファウチでした」《John I.Gallin医師、Journal of Clinical Investigation ２００７年10月》）。

◇１９８４年43歳　ＮＩＡＩＤの所長に就任

◆２００２－２００３ＳＡＲＳ

（ＳＡＲＳコロナウイルス　発生源コウモリ、ジャコウネコ　死者７７０人）

◆２００９－２０１０豚由来新型インフルエンザ

（Ａ／Ｈ１Ｎ１ウイルス　発生源豚　死者20万人）

◆２０１４－２０１６エボラ出血熱

（エボラウイルス　発生源野生動物　死者1万１０００人）

◆２０１５－現在ＭＥＲＳ（ＭＥＲＳコロナウイルス　発生源コウモリ、ラクダ　死者８５０人）

◇２０１７年1月10日76歳　トランプが大統領に就任する10日前に「次の政権はパンデミックの対処に追われる」と予告（※ビル・ゲイツがパンデミックのシミュレーションをしていたことは第3章で述べます）

◆2019－現在 COVID－19（新型コロナウイルス）
◇2020年79歳 引き続きNIAIDの所長 COVID－19に関するホワイトハウスのスポークスマン
◇2022年12月31日、「次のキャリアを追求するため」退官
◇2023年7月1日付けでジョージタウン大学の医学部と公共政策大学院の特別教授に就任（ちなみにジョージタウン大学は、2017年ファウチが、「次期トランプ政権で、感染症が突如起こること（"surprised outbreak"）は疑いの余地がない」と予言した場所です）
◇2024年1月に開かれた下院委員会で、「連邦保健当局が推進してきた『6フィートの間隔』の社会的距離の推奨（いわゆる『ソーシャル・ディスタンス』）は、いかなる科学的根拠にも基づいていない」と証言。その後CBSのインタビューで、「パンデミック中の長期学校閉鎖は間違いだった」と発言

1968年ファウチがNIAIDに入所したころからパンデミックと称される事象

が繰り返されています。また、ファウチは後天性免疫不全症候群（ＡＩＤＳ）が発生する前から、免疫調節研究の第一人者でした。

「彼はただの人間なのに、神の役回りを担った。が、所詮神にはなれず罰せられる（"He is a man, an ordinary man, who is being asked to play God, and is being punished because he can not be God."）」

と言ったのは、劇作家のラリー・クレイマー（エイズ活動家、同性愛者）です。

このことは何を意味するのでしょうか。

新型コロナ禍は「Plandemic（プランデミック）＝プランされたパンデミック」か

日本では報じられませんが、アメリカでは、パンデミックは計画されて起こされたとする動画「プランデミック」をめぐり世論を二分する論争が起こっていました。但し、YouTube、Facebook、Twitter は、元となった動画を「差し迫った害がある」として、徹底的に削除し尽くそうとしたため、残念ながら現在は観ることはできません。

動画タイトル「プランデミック」は、ジュディ・マイコヴィッツ博士（1958年生、南カリフォルニア在住）による造語で、今回のコロナウイルスによるパンデミックは計画されていたという告発を示したものです。

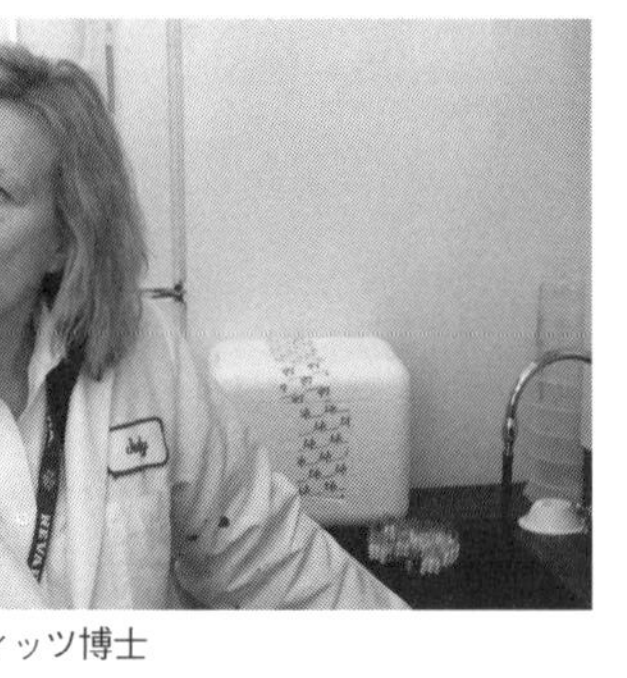

ジュディ・マイコヴィッツ博士
写真：AP／アフロ

また彼女（共著）の告発本『Plague of Corruption（腐敗の元凶）』（ロバート・ケネディ・ジュニアがはしがきを担当。HIVを発見し2008年にノーベル医学生理学賞を受賞したモンタニエ博士始め著名な面々が書評を寄せています）は2020年4月14日に発売されると同時にベストセラーとなっています。マイコヴィッツは、広がりだした「アンチ・ファウチ」、「アンチ・ビッグ・ファーマ（大手製薬会社）」、「アンチ・ディープ・ステート」の急先鋒でした。

1980年バージニア大学で化学の学位を取る以前の彼女の経歴はあまり明らかではありませんが、旧姓であるマイコヴィッツはオーストリアに多い苗字であるようです。学位取得後、技術者としてＮＩＨ内の「国立がん研究所」に入所、１９９１年論文“Negative Regulation of HIV Expression in Monocytes.”（単核白血球内のＨＩＶウイルス発現の負の制御）でＰｈＤ取得、国立がん研究所を離れることとなる22年目の２００１年には「抗ウイルス薬メカニズム」部部長となっていました。

その後２００６年慢性疲労症候群の研究機関Wittemore Peterson Institute（ＷＰＩ）に研究部長として入所しますが、２０１１年解雇されます。

ではマイコヴィッツの主張を紹介しましょう。

①ＮＩＨ時代、25歳のとき（１９８３年ごろ）、自分の研究室でＨＩＶを発見したリュック・モンタニエの研究の追試に成功し論文の準備中だったが、責任者フランシス・ルセッティが不在中ファウチから電話が来て、たまたま私（マイコヴィッツ）がその電話をとったら論文のコピーを見せるよう言ってきた。当時その論文はマル秘だったため断ると、業務怠慢で首にすると脅された。

結局、ルセッティがコピーを渡し、その検証を待っている間に論文の発表は遅れ、ファウチとロバート・ギャロがモンタニエの功績を横取りした。そして、モンタニエとギャロ（&ファウチ）が第一発見者を巡り熾烈な争いをすることとなり、エイズの初期対応を遅らせ、その間に感染が拡大し、結果現在累計死亡者数2500万人とも3500万人とも言われる大惨事になった。

②WPI時代、51歳（2009年）のとき、慢性疲労症候群の原因がXMRVウイルスだという論文（慢性疲労症候群101名中67名にXMRVウイルスが確認）を出し脚光を浴びたが、その後日本を含め各国で行われた実験で再現できず、自分たちも元々のサンプルでも再現できなかった。

理由は、13人いた共同研究者の誰かが捏造したか、サンプルそのものがそもそも汚染されていたか、ということだ。結局論文は取り下げられた。2011年、令状なく家宅捜索・逮捕された。5日後告訴は取り下げられ釈放されたが、キャリアはすべて奪われた。はめられたのだ。

③今回のコロナウイルスに関しても、HIVウイルスと同じ轍を踏んでいる。ファウチは早くも2020年3月時点の予測で死者は20万人に達するとしているが、実際は統計数字の改ざんが行われ、ワクチンを正当化し大儲けしようとしている人間がいる。まさに、プランされたパンデミックだ！

ファウチ vs.モンタニエの代理戦争

「今日憂慮すべきは、政治と企業の腐敗（Corruption）が、科学の真実を隠し、科学への信頼を失墜させる元凶（Plague）となっていることだ。マイコヴィッツたちは、一部の利害のために隠されてしまった真実を掘り起こしてくれる」

（"Plague of Corruption"への書評　リュック・モンタニエ博士（ＨＩＶ発見で２００８年ノーベル生理学・医学賞受賞）。

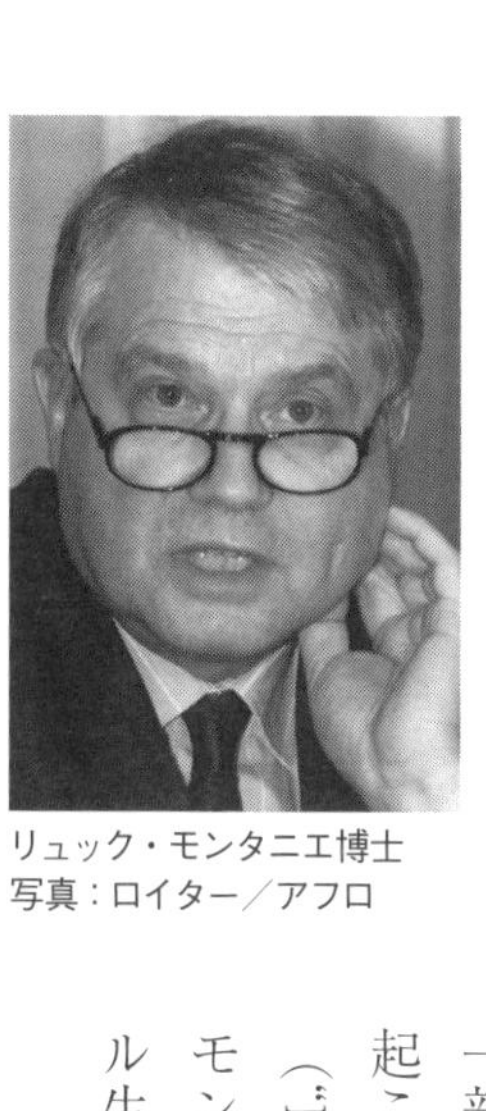

リュック・モンタニエ博士
写真：ロイター／アフロ

大まかに言って、医療水準が高い国での男性の平均寿命は80歳前後です。喜寿を無事に、傘寿を元気に、そして米寿で幸運、といったところでしょう。

ところがビックリ（その1）、ファウチは2020年時点で80歳。NIHの実質ナンバーワン、現役バリバリです（ちなみに当時肩書きでNIHトップのフランシス・コリンズは70歳）。

さらにビックリ（その2）は、この「コロナウイルスが人工的なもので武漢研究所から流出した」と主張し、アンチ・ファウチの急先鋒マイコヴィッツを公に支持しているリュック・モンタニエは当時88歳ということです。まさに傘寿のファウチと米寿のモンタニエとの〝代理戦争〟の様相。何のまたは誰の代理かはご想像に任せますが。

そして、もっとビックリ（その3）が、この2人が対峙するのはこれが初めてではないことです。1983年から四半世紀もの間、HIV第一発見者をめぐり、熾烈な争いをしてきた2人なのです。

報道記事全文を転載させていただきます。

『HIV発見者論争に決着　ノーベル賞に仏の2博士』

エイズウイルス（HIV）を発見したのはフランスか米国か。長年の発見者論争の最終決着をノーベル賞がつけた。

HIVは83年、仏パスツール研究所のモンタニエ博士らが新種のウイルスとして分離し、LAVと名づけて発表。翌84年、米国立がん研究所のロバート・ギャロ博士らが、独自にウイルスを発見してエイズの原因と特定したと発表した。

しかし、両者の遺伝子はそっくり。米チームの発見前に仏チームから試料が提供されており、『流用ではないか』という疑惑が持ち上がった。

特許紛争に発展したため、87年当時のレーガン米大統領とシラク仏首相の間で『米仏両者の貢献と権利は同等』ということで一度は政治決着。88年の日本国際賞（予防医学分野）はモンタニエ、ギャロ両博士に贈られた。

ところが89年米紙が『第1発見者はモンタニエ博士』と調査報道し、論争が再燃。ギャロ博士は91年に英科学誌ネイチャーで『自分たちが発見したと思っていたのはフランスのウイルスが混入したもの』と敗北を認めた。

それでも米国にはエイズの原因と特定した功績がある。だが、カロリンスカ医科大は発表資料で、ギャロ博士らが見つけたのは『ＬＡＶと著しく似ている』とし、仏チーム単独の業績と判断した。（朝日新聞、２００８年10月6日付、鍛治信太郎）

つまり、モンタニエが勝利し、ファウチが実質君臨するＮＩＨの下部組織「国立がん研究所」のギャロが、「ネカト者（ネカトとは白楽ロックビル（本名：林正男・お茶の水大学名誉教授）氏による、ネ（捏造）カ（改ざん）ト（盗用）のこと）」とのレッテルを貼られたことは、前述したマイコヴィッツの主張①を相互に裏付ける形になります。

ロバート・ギャロ博士は、１９３７年生まれのウイルス学者です。トーマス・ジェファーソン大学を卒業後、30年間にわたりＮＩＨ（国立がん研究所）に勤務します。前述した「ＨＩＶに関する疑惑」が発覚した2年後の１９９６年に退職し、同年メリーランド大学にヒトウイルス学研究所を、後にＣＤＣ長官となるロバート・レッドフィールドと共同設立します。

ヒトウイルス学研究所のＨＰによると、「（研究対象には）ヒト臨床試験における予防ＨＩＶワクチン候補が含まれ、主にビル＆メリンダ・ゲイツ財団から資金提供を受けています」ということです。ギャロは２０２４年現在もこの研究所の名誉ディレクターの地位にあります。

COVID-19は「人造」か

２０２０年4月、リュック・モンタニエ博士は「新型コロナウイルスは人為的なものであり、武漢の研究所でつくられたのだろう」と述べました。そもそも武漢研究所Ｐ４ラボはフランスの肝入りなので、フランスのウイルス研究の権威モンタニエが何らかの形でラボ建設に関与しただろうことは容易に推察できますし、ウイルスが漏れただろう状況を最も把握することができた人物だったのではないでしょうか。

日本のマスコミは、モンタニエの「コロナウイルスが人工的なもので武漢研究所から流出した」説を、「支持する研究者は皆無に近い」と一蹴しています（日本経済新聞、２０２０年４月25日付）。

また、ＮＨＫの「サイエンスＺＥＲＯ」という番組では、ノーベル賞受賞者山中伸弥博士が「新型コロナウイルスは人工的なものであるわけがない」と話していました。

マイコヴィッツは、1999年、米軍感染症研究所で「エボラウイルス」を「殺さず」に「人体に植え付ける」方法を講義している人物です。その人物が「『人工的』って何?」と問われ、「人工的」には意味がふたつあると返答しています。

①ゼロに近い状態から人間が作り出す（人造）

②もともとの形に人間が手を加える（操作）

①と②は全く違います。COVID－19は①の意味では人工的ではないが、②の意味では人工的だと言っているのです。

以下マイコヴィッツの動画「プランデミック」での説明がわかりやすいので訳します。

COVID－19は「人造（man-made）」ではない。かといって「自然発生

(naturally occuring)」でもない。自然界のウイルスが研究所に取り込まれたらその時点で当然「操作(manipulate)」、つまり手は加えられたことになり、もはや「自然」ではない。そして「変異が加速」される。それが故意であれ事故であれ世に放たれたことで、パンデミックは起きた。

たとえば「エボラウイルス」はもともと自然界に存在した。ただ研究所に持ち込まれたことにより、人間のからだの中で生き続けられる、つまり人間に感染するよう変異した。研究所を経由することで、SARS以来急速なスピードで新たに動物を介したウイルスが、人間に感染するようになった。人間が手を加えなければ800年はかかっていただろう変異が10年単位で進んでいる。

コロナウイルスの変異「操作」が行えた研究所は3つ。

①米陸軍感染症医学研究所(United States Army Medical Research Institute of Infectious Diseases)

②ノースカロライナ大学研究所

③武漢ウイルス研究所
２０１４年のモラトリウム以来、アメリカ国内での危険なウイルスの研究は禁止されているので、研究委託された（かつてはファウチと共同研究も行った）武漢研究所が発生源であろう。米国内で「違法」に研究が続けられていたのでなければ。

「科学者も嘘をつく」――ファウチが医学界の帝王になった理由

米国のノーベル賞科学者77人は5月21日、連名で「『武漢コネクション』の打ち切りは非合理だ」とする声明を発表しました（日本経済新聞、２０２０年5月29日付）。記事の主旨は「米国立衛生研究所（ＮＩＨ）が、武漢ウイルス研究所への支援を打ち切ったのは科学への政治の介入であり、それをノーベル賞科学者77人が批判している」というもの。疑問符をいくつ付けても足りない記事です。

その「米国のノーベル賞科学者77人」を追ってみると、この声明文が出された当日中（5月21日）に記事にしたのは2誌、「ニューヨーク・タイムズ」と「サイエンス」。

頷けます。

「サイエンス」に、77人のうちの１人は「１９７５年から２０１９年にノーベル賞を受賞した科学者」とヒントがあったので調べてみたところ、１９７５年米国のノーベル賞受賞科学者で唯一存命なのは、デビッド・ボルティモア博士だということがわかりました。

この人物が曲者だったのです。

ボルティモアは、１９４２年生まれの82歳のユダヤ人。ロックフェラー大学卒業、ＲＮＡをＤＮＡに転写する逆転写酵素を発見し１９７５年ノーベル生理学・医学賞を受賞しましたが、１９８６年科学スキャンダル「ボルティモア事件」を起こします。データの捏造を糾弾されますが、このときも「学問に対する政治の不当介入」を主張。それだけではありません。後に別の不正にも関与します。

２００５年に自身の研究室研究員ルク・ファン・パライスに不正が見つかったのです。ボルティモアは連名で特許を取得しています。そのときの彼の弁明がしゃれています。

「特許自体には問題ない」

驚くことに、アメリカでは１９８０年に制定された「バイ・ドール法」により、税金で給料をもらい税金で研究を行っている科学者個人が、その成果で特許を取得し利益を独占することが許されています。つまり、国民には還元されないということです。

その卑近な例が、ＨＩＶ治療。ファウチが絶大な力をもつようになったきっかけがエイズですが、何をしたか簡単に述べると（詳しくは『The Real Anthony Fauci 人類を裏切った男』を参照ください）、エイズ危機の初期に製薬会社と手を組み、安全で効果的な特許切れの安価なエイズ治療法を妨害することで、キャリアをスタートさせたのです。

ファウチは、何の役にも立たない詐欺的な研究を画策し、米国食品医薬品局（ＦＤＡ）の規制当局に圧力をかけて、エイズに対して無価値であることを十分承知していた致命的な化学療法を承認させます。

ファウチは連邦法に違反し、製薬会社のパートナーとして、肌の浅黒い貧しい子供たちを実験用ネズミの替わりとして、有毒なエイズと癌の化学療法を使った致命的な実験材料にしました。

さらに、１９８０年に制定されたバイ・ドール法は、ＮＩＡＩＤ（とファウチ博士個人）の追い風となった。公的資金を使って治験責任医師が育てた何百もの新薬を特許申請し、製薬会社にライセンス供与すれば、売上に対する特許権使用料が手に入るわけだ。ＮＩＡＩＤの医薬品開発事業は、またたく間にＨＨＳの規制機能を浸食した。医薬品の特許権使用料として数百万ドルがファウチ博士をはじめとするＮＩＡＩＤ幹部やＮＩＨに流れ込むようになり、公衆衛生と製薬業界の利益との境界はますます曖昧になっていった。

（『The Real Anthony Fauci 人類を裏切った男』）

ＮＩＨとＮＩＡＩＤは税金を原資に企業や研究所に膨大な助成金を出し、同時に技術支援を行い、企業や研究所が見返りに特許権使用料を送り返すのです。合法的にＮＩＨやＮＩＡＩＤの２４００人ほどの科学者たちの財布が膨らんでいくという構図です。

実際、ファウチや長年ＮＩＨ所長を務めたフランシス・コリンズを筆頭に、ＮＩＨ

とＮＩＡＩＤの科学者たちに多額の特許権使用料が、製薬会社をはじめとする企業から流れ込みました。

ＮＩＨとＮＩＡＩＤの科学者たちに特許権使用料を支払った企業は31カ国の約２００社にも及びます。その内、中国企業は28社。中国政府が所有する武漢生物製品研究所（武漢ウイルス研究所に隣接し協力関係にある）や、感染症やワクチン研究で米陸軍やゲイツ財団と協力関係にある中国企業も含まれています。生物兵器との関係が疑われるロシアの家畜用ワクチンメーカーもＮＩＨに特許権使用料を支払っていました。

このように、巨額の公的資金による助成と技術支援、そして特許権使用料という形での科学者たちへのキックバックの構図が、ファウチを米国のそして世界の医学界の帝王の座に押し上げ居座らせたのです。

科学者の成果には特許が絡み、ときに膨大なカネを生みます。それに目が眩んでしまうのは、科学者も普通の人間も同じ。日本でも同様です。たとえば前述の白楽ロックビル氏のＸを開くと、これでもかと、「ネカト科学者」の名前が出てきました。

科学にシステムとして自浄作用はなく、個人の倫理によるところが大きい。それなのに「科学の部外者は介入するな」というのは「非科学的」としか言いようがありません。

上記声明文でノーベル賞科学者たちが守ろうとしているのは、「利己」以外のなにものでもないのです。人類にとってこれほどの「大事」を、一握りの利己的な人間の「聖域」にしてはならない！

参考までに、アメリカに倣ったのか、日本版バイ・ドール法が２０１９年４月１日に制定されています。

第3章

「ワクチン」という グローバル ビジネスの正体

過去にもあった「ワクチン全国民接種」の大号令

ワクチンビジネスは1976年米国で本格的に仕込まれ、育てられ、2009年には国境を越えて全世界に展開し始めました。そして、今回のCOVID-19で、超ビッグな「グローバルビジネス」となったのです。

この経緯を知らずして、ワクチンを打つか打たないか、賢明な判断をすることは難しいでしょう。

これからお伝えする話の舞台は1976年の米国です。2020年に起きたことではありません。

2020年6月18日付日本経済新聞の記事「全米2億人の予防接種へ」（3回連載「史上最大のワクチン事業」）を参考に何が起きたのかを時系列に並べます。

1976年、米国で豚インフルエンザ流行の兆しを受け、当時のフォード政権は、全米国民2億人に対しワクチン接種事業を開始しました。

1月　陸軍訓練施設（Fort Dix, New Jersey）で多くの兵士が呼吸器系の疾患を訴え、2月1名死亡。CDC（米疾病対策センター）の調査で豚インフルエンザが検出される（※本件も兵士から始まっていることに注目）

3月　公衆衛生当局はフォード政権に大規模ワクチン事業を進言。大統領は全国民2億人にワクチン接種を実施すると発表

この時点での公衆衛生当局の主張：「百万人が死亡する可能性がある」「流行はジェット機並みにやってくる」「3カ月以内に国民全員にワクチンを接種しなければならない」

8月　賠償責任は政府が負う法案を成立させる

10月1日　接種事業開始（速い！）

10月11日　接種後まもなく高齢者3人が死亡するが「紛れ込み事案」として処理

～12月15日　計4000人が接種

11月12日～12月中旬　接種後ギラン・バレー症候群が50例以上発症（最終的には約530名が発症）

12月16日　接種事業一時中止　翌年3月完全中止

「ギラン・バレー症候群」とは、急性免疫性ニューロパチーの代表的疾患。感冒等の上気道感染や下痢を伴う胃腸炎に感染して1～2週間後に、手足の先にしびれや力の入りにくさが出て、その後数日から2週間のあいだに急速に症状が進行。神経症状が出てから2週から4週で症状はピークになり、重症例では四肢麻痺が進んで歩行に介助を要し、十数%の患者は呼吸筋にも麻痺が及んで人工呼吸器を装着。

今回のコロナワクチンでも被害疾患のひとつとなっています。

大騒ぎの顚末です。豚インフルエンザは最初発生した基地内に止まった（入院患者は13名のみ、死者も最初の基地での1人だけ）。流行しなかったのでパンデミックの事例とはならず、その失敗の教訓流布も限定的となりました。残されたのは「使われなくなった大量のワクチン」と「副作用に対する約4000件の損害賠償訴訟」。ワクチン自体もワクチン被害賠償も全部税金で賄われ、米国民が負担。製薬会社は無傷、というよりむしろボロ儲けしたのです。

ジェラルド・フォードは1977年の大統領選で再選されることはありませんでし

た。そもそも、ジェラルド・フォードはニクソン大統領の辞任を受けて、選挙無しで第38代大統領に就任。そしてその副大統領はネルソン・ロックフェラー（！）です。（参考：リチャードE．ニュースタット、ハーヴェイV．ファインバーグ、西村秀一訳『豚インフルエンザ事件と政策決断――１９７６起きなかった大流行』）。

「ワクチン」というグローバルビジネスの展開

１９７６年当時のフォード政権は、豚インフルエンザによる死者が11人という結末を迎えるなか、国民２億人全員にワクチン接種事業を展開し、実際４０００万人超が接種しましたが、残ったのは、「使われなくなった大量のワクチン」と「副作用に対する約４０００件の損害賠償訴訟」でした。

その惨憺たる結果とは裏腹に、１９７６年にワクチンは米国内でビッグビジネスとなりました。２００２年のＳＡＲＳ以降は新たなウイルスが加速度的に脅威をふるうようになり、ワクチンは国境を越えて超ビッグなグローバルビジネスとして育てられ展開しだします。

ビッグ・ファーマのワクチンへの投資は国家がお膳立てをし、薬効がなくても、否、害があっても製薬会社は責任を負わない仕組みが作り上げられていくのです。

ワクチンはRNA型ウイルスの変異に追いつけるのか

ワクチンの鍵は「時間」です。①流行の発生からワクチン開発、②ワクチン培養、③ワクチン完成から治験、を経て接種開始までには通常それぞれ数年単位で時間がかかると言われていました。

実際、2002年に発生したRNA型SARSコロナウイルスのワクチンは、17年経ったCOVID－19発生時にも完成していませんでした。ちなみに今回のコロナウイルス（COVID－19）の正式名称は「SARS－CoV－2」、で2002年のSARSウイルス「SARS－CoV－1」と同じ親を持つ同株（姉妹）のRNA型ウイルスです（国立感染症研究所HP）。

いかにAIを駆使して開発スピードを上げたとしても、RNA型はウイルスの中でも変異が速く、接種するころには効果がなくなってしまう可能性が高いこともわかっています。

２０２３年の暮れあたりから広がってきたＣＯＶＩＤ－19「ＪＮ．１」株は、２０２４年２月に新規感染の96％を占めてピークアウトしました。そのころ打たれていたワクチンは当然ながら「ＪＮ．１」株には対応できていません。「従来のワクチンでは『ＪＮ．１』株には効果は低い」とＷＨＯが声明を出したのが４月で、そのときには既に別の株が主流となりつつありました。つまりその間ワクチンを打った人は、不良在庫消化に貢献したということです。

遅きに失したＦＤＡが６月に出した声明が、「２０２４－２０２５年のＣＯＶＩＤ－19ワクチンが今年最も優勢なＪＮ．１変異株を標的とすることを推奨するかどうかを投票で決定する」。この声明のおかげで、ＪＮ．１変異株対応ワクチンを開発したNovavax の株が急騰したということです。

感染症よりワクチンでの死亡者の方が多い

全米を揺るがした「２億人の全国民ワクチン接種」騒動から30余年の月日を経て、

２００９年、Ｈ１Ｎ１型ウイルスが戻ってきます。今度は世界展開です。

２００９年の豚インフルエンザは、「養豚業者の反対」で「新型インフルエンザ」と名前を変えていますが、１９７６年と同じ型（Ｈ１Ｎ１型）に因っています。

２０１０年５月19日に出された「厚労省２００９年豚インフルエンザ（新型インフルエンザ）ワクチン事業に関する総括」を参考に主として日本での経過、「豚インフルエンザ（新型インフルエンザ）ワクチン希望者全員接種」方針の顚末を記します。

【２００９年】
4月25日　メキシコなどで豚インフルエンザ（Ｈ１Ｎ１型）に感染し60人が死亡
4月27日　オバマ大統領が緊急事態宣言
4月30日　ＷＨＯ警戒レベル５
5月12日　世界の感染者数５２３６人、ＷＨＯは「死者１００万人の可能性」と発表。（実際は死者2万人弱）
5月29日　日本では２００９年度補正予算：新型インフルエンザワクチンの

開発・生産体制の強化のための1279億円が成立（遡って2008年度補正予算でパンデミックワクチン製造能力強化事業として15億円を計上済。新型インフルエンザ発生直前の謀ったような措置）

6月5日 舛添要一厚労大臣「ワクチン2千万人分国内製造、足りない分は輸入方針」

6月12日 WHOパンデミック宣言

8月15日 日本国内で初めて新型インフルエンザによる死者（50代の慢性腎不全患者）

10月1日 厚労省「ワクチン国内製造2700万人（5400万回）分 輸入5000万人（1億回）分 計7700万人（1億5400万回）分確保の方針」

10月9日 日本で接種開始（「医療機関からの返品は認めない方針」）

10月20日 1人2回接種が1回接種に変更され、確保したワクチンは2倍の1億5400万人分となり、人口を上回る！

11月30日 「新型インフルエンザ予防接種による健康被害の救済等に関する

特別措置法」成立。損害賠償は企業ではなく国が負うことに

【2010年】

2月12日　新型インフルエンザがおさまってきた時点でやっと初回輸入ワクチン入荷（輸入予定1億回分中初回はわずか2436回分入荷）

3月26日　輸入ワクチン中GSK社から輸入予定7400万回分の32％を解約したと厚労省発表

3月31日　厚労省は新型インフルエンザの最初の流行が沈静化したとの見解を発表

ノバルティス社の2500万回分に変更があったとの発表はないので、結局輸入は7532万回分でしょうか（GSKから5032万回分＋ノバルティスから2500万回分）。国内製造分は5400万回分で変更発表なし。つまり国内製造・輸入計1億2932万回分を最終的に購入。そのうち何人分が実際に接種されたのか？

「薬事日報」によると医療機関への納入は、国産ワクチンが2283万回、輸入ワク

チンはたったの７５５０回。納入率17・７％（内訳：国産42・３％、輸入０・０００１％）。納入分が全部接種された可能性は低いので接種率はさらに低くなる（医療機関からの返品は不可なので「医療機関への納入率」＞「接種率」となる）。

厚労省医薬食品局は「医薬品・医療機器等安全性情報」２７３号に、前シーズンの新型インフルエンザ（Ａ／Ｈ１Ｎ１）及び季節性インフルエンザのワクチン接種による副反応の状況報告を掲載しました。それによると、新型と季節性は副反応が類似し、いずれの死亡例とも、合併症の既往のある高齢者が多かった。新型インフルエンザでは１３３件の死亡例があったが、「専門家の評価によれば、大部分は、基礎疾患の悪化や再発による死亡の可能性が高いと考えられ、死亡とワクチン接種との明確な関連が認められた症例はない」としています。

厚労省は新型インフルエンザと死亡例１３３件との関連を認めませんでした。

仮に、新型インフルエンザワクチンの副反応の死亡例が１３３件とすると、ワクチンを打った人が最大で２２８４万回（納入数）なので、10万人に０・58人がワクチンで死んだ計算になります。これは新型インフルエンザウイルスで死んだ人の割合10万人当0・16人の3・5倍です。

死亡例は厚労省に医者あるいは納入業者から報告が上がってきた分だけであり期間も限られているので漏れている数は不明です。またワクチンの接種率は納入率より低い。「3・5倍」はもっと高くなるでしょう。

ワクチン副反応被害を厚労省が認めたがらないのは、今回のCOVID-19の件でも同じで、ワクチン副反応疑いによる死亡例（厚労省発表）の直近のデータを見ると、2024年8月4日まで報告された死亡事例のうち、

α：「ワクチンと症状名との因果関係が否定できないもの」
原疾患との関係、薬理学的な観点や時間的な経過などの要素を勘案し、医学・薬学的観点から総合的に判断し、ワクチン接種が、事象発現の原因となったことが否定できない症例が2件。

β：「ワクチンと症状名との因果関係が認められないもの」
原疾患との関係、薬理学的な観点や時間的な経過などの要素を勘案し、医学・薬学的観点から総合的に判断し、ワクチン接種が、事象発現の原因となったとは認められな

い症例が、11件。

γ：「情報不足等によりワクチンと症状名との因果関係が評価できないもの」が２１８９件とγの数が圧倒的であり、うやむやにしていることはよく知られています。

新型コロナを〝予言〟したビル・ゲイツの完璧なシミュレーション

２０１７年10月、ビル・ゲイツはまるでこの度の新型コロナで何が起きるかを予告するかのような正確なシミュレーション「ＳＰＡＲＳ２０１７」を行っています。

これは、２０２５年から２０２８年まで続くとされる架空のコロナウイルスパンデミックを描いた演習でしたが、89ページにわたる報告書を熟読したロバート・ケネディ・ジュニアによると、まさに奇跡的な予言書であり、２０２０年の新型コロナウイルス感染症パンデミックで実際に起きた出来事を、月を追って驚くほど正確に予見しているといいます。

見方を変えれば、シナリオより5年早まった2020年の新型コロナウイ

ルス感染症は、ＳＰＡＲＳの設計図を忠実に再現しているのだ。ゲイツと立案者たちが誤ったのは、発生のみである。

ビル・ゲイツのワーキンググループは、諜報機関やＮＩＨと深いコネクションを持つ人々の集まりでした。

このシミュレーションでは、プロパガンダ、監視、検閲、隔離、政治的・社会的コントロールなど、よくある心理作戦を駆使してパンデミックを管理する。公衆衛生担当者や世界的なワクチンカルテルの協力者たちに、来るべき感染症の際に何が起こり、どう行動すべきかを正確に示している。

ケネディはこのシミュレーションを、民主主義を廃し全世界を軍国主義的な医療専制体制に置き換えるための計画であり、合図であり、訓練であるといいます。大衆を不安に陥れるために恐怖をあおるプロパガンダを展開し、新たに出現する社会・経済秩序に疑問を持たずに大衆を従わせるよう、演習の参加者に仕向けている、と。

同書から演習のシナリオをまとめると以下になります。

●２０２５年１月に米国でいわゆる「ＳＰＡＲＳコロナウイルス」の感染が始まる（新型コロナウイルス感染症は２０２０年１月に始まった）。ＷＨＯが世界的な緊急事態を宣言する中、連邦政府はモデルナ社に似た架空の製薬会社と契約する。「Cyn-Bio（Cyn は Sin［罪・違反］と同じ読み）」と名付けられたこの会社は、新しい『プラグ・アンド・プレイ』技術を用いた革新的なワクチンを開発する。連邦政府の保健当局がＰＲＥＰ法を発動し、ワクチン製造業者に法的保護を与える。

●また別の企業は、レムデシビルに似た抗ウイルス剤「カロシビル」の緊急使用認可を受ける。このカロシビルは、過去にＳＡＲＳやＭＥＲＳの治療薬として連邦当局が評価した薬剤だった（実際、ファウチとビル・ゲイツは、エボラ治療薬として失敗したレムデシビルを新型コロナウイルス感染症の標準治療薬とし積極的に宣伝した。ファウチはこの薬の開発に協力し、ゲイツはその製造元であるギリアド社にかなりの出資をしている。レムデシビルの宣伝をする一方、治療薬として効果があったイベルメクチンとヒドロキシクロロキンの弾圧により、米国内だけで数十万人が死亡した）。

●1月下旬にはSPARSは米国全土と他の42カ国に広がっている。そして独創的な企業と英雄的な政府関係者の連携により、2026年7月の緊急使用許可に間に合うように、記録的な速さで新しいワクチン「コロバックス」が完成する。

●このワクチンに対し、十分な臨床試験を経ていないとして異を唱える厄介なグループが現れる。アフリカ系アメリカ人、代替医療愛好家、そしてソーシャルメディアで騒ぎ立て、急速に数を伸ばしつつある反ワクチン運動のメンバーなど。しかし、政界や業界のリーダーたちには、こうした危険分子を黙らせ、検閲し、あらゆる抵抗を粉砕する方策が準備されていた。①ワクチンを好意的に宣伝する、②ワクチン恐怖症の人を侮辱する、③愛国心に訴えるなど、大量のプロパガンダで疑念を抑え込んでいる。検閲を行い、反対意見を封じ込める一方で、信頼できる「代弁者」、つまり地域社会や医療のリーダーを雇う。彼らは、実験的で未承認、いいかげんな臨床試験しか経ていない信頼度ゼロのワクチンが「安全かつ有効」であると喧伝し、大衆を安心させる。最も効果的な「代弁者」は、ハーバード大学の高名な医療人類学者で、世界中の貧困地域に医療を提供するパートナーズ・イン・ヘルスの共同設立者のポール・ファーマー博士だ。シミュレーションの報告書にはこう書かれている。

「世界的に有名な保健専門家であるポール・ファーマーは、（中略）コロバックスの安全性と有効性を絶賛し、SPARSの危険性を強調した。教授いわく、唯一残念なのは、このワクチンがまだ地球上のすべての人に提供されていないことだ（現実のファーマー教授は、彼の組織の主要な資金提供者としてビル・ゲイツを挙げている）」

●2026年春までに緊急時使用許可が下りたワクチンの展開が本格化し、ワクチンに対する国民の不安は増大する。ほどなくして子どもから大人まで、あらゆる年齢層でワクチンによる重篤な健康被害が出現する。コロナウイルスの予想致死率を誇張したCDCにも、懐疑的な目が向けられるようになる。公式な死亡者数によれば、コロナウイルスの致死率は季節性インフルエンザと同程度だ。

●2026年5月には、SPARSに対する世間の関心は薄れ始めていた。

４月下旬、ＣＤＣが公表した最新の致死率推定値では、米国におけるＳＰＡＲＳの致死率は全症例の０・６％にすぎなかった（なお、ＣＤＣによれば、２０２０年の新型コロナウイルス感染症による致死率はわずか０・26％だった）。

副反応被害はメディアで封じ込められると確信

ビル・ゲイツたちは、死亡率が低下すると「ＳＰＡＲＳは当初考えられていたほど危険ではないという、ソーシャルメディアで広くささやかれている一般市民の見解」に火がつくことも予測し、警告を発しています。なぜなら、恐怖の低下はワクチン事業を危うくするからです。

また、死者数と患者数を繰り返し数え上げることでパニック状態を増幅させ、集団予防接種プログラムを確実に成功へと導くと指摘しています。国民が勝手に安心感を抱かないよう、ＣＤＣとＦＤＡは他の政府機関やソーシャルメディアの専門家と協力し、公衆衛生の新たなプロパガンダ・キャンペーンを展開するよう要請。「ワクチンが導入されるまでの数カ月間、すべての公衆衛生や政府が共有できるような、核となるメッセージを作成する」必要性を記しています。
そして、「検討課題」のセクションでは、ワクチン普及率を上げる戦略を考えるよう求めています。

国民は、ＳＰＡＲＳワクチンは開発も試験も『大急ぎ』で行われたので本質的な欠陥があると思う可能性がある。これを避けるために、保健当局はどうすればよいか。（中略）ＳＰＡＲＳワクチン製造の責任を国が保護すれば個人の自由と幸福が危険にさらされるという批判には、どう対応するか。（中略）長期的な影響がわかっていないＳＰＡＲＳワクチンの潜在的なリスクを過度に否定すると、どのような結果をもたらす可能性があるか。

要するに「ビル・ゲイツの言う備えが公衆衛生とはほとんど関係がなく、自由を制限し、ワクチンを積極的に売り込むことにすべてがかかっている」というのがロバート・ケネディ・ジュニアの洞察なのです。

しかもビル・ゲイツたちが「パンデミック情報の伝達者」としての主流メディアが担う役割を重視し、「ニュースメディアやソーシャルメディアが自分たちのクーデターに全面的に協力するという絶対的な自信が表れている」と驚いています。つまり、主流メディアもソーシャルメディアの巨頭もグローバリストのエリートと〝同じ穴のムジナ〟だということです。ですから、副作用をめぐるネガティブな報道が全米の接種率に影響を与えることはほとんどないと見越しています。

また、自分たちのつくった実験的なワクチンが引き起こす長期的な神経系の健康被害についても責任を簡単に逃れられると高を括っているのです。

連邦政府は、コロバックスの急性副作用に関する懸念に適切に対処したように見えたが、ワクチンは長期的、慢性的影響はまだほとんど知られていなかった。２０２７年末になると、新たな神経症状が報告されるようになった。1年近く副作用がなかったのに、ワクチン接種者の中から徐々に目のかすみ、頭痛、四肢のしびれなどの症状を訴える者が現れるようになったのだ。ただし症例は少なく、コロバックスとのはっきりとした関連性が特定されるには至らなかった。

ビル・ゲイツのシミュレーションの目的は、「戦略的なステップバイステップの脚本を使い、来るべきパンデミックに備えて『公衆衛生情報の伝達者』を育成することにあったようだ」と、ロバート・ケネディ・ジュニアは言います。

私たちはみな、ゲイツの脚本どおりに踊らされているのだ、と。

かくしてワクチンというグローバルビジネスの犠牲になるのはいつも国民なのです。

超富裕層の純資産がパンデミック（プランデミック）で2割増

２０２０年7月18日付日本経済新聞「米コロナ対策　格差広げる」によると、コロナ禍で、超富裕層は純資産を２割強も増やしていることが、報じられています。ジェフ・ベゾスやビル・ゲイツなど世界資産家トップ10人中８人が米国人であり、資産を合計すると約80兆円にのぼりました。これはサウジアラビアの国内総生産に匹敵する数字でした。

ジェフ・ベゾスは635億ドル、イーロン・マスクは412億ドル、スティーブ・バルマーは154億ドル、マーク・ザッカーバーグは131億ドル、ラリー・ペイジは72億ドル、セルゲイ・ブリンは68億ドル、ビル・ゲイツは35億ドル増えています。

また、ロバート・ケネディ・ジュニアは全米でミリオンセラーになった著書『The Real Anthony Fauci 人類を裏切った男』の中で、ロックダウン等の「ファウチ博士の政策が引き起こした企業閉鎖により、アメリカの中流階級は粉々になり、人類史上最大の富の上方移動が生じた」としています。

2020年には、労働者層は3兆7000億ドルを失い、億万長者層は3兆9000億ドルを得た。493人が新たに億万長者となり、一方で800万人のアメリカ人が貧困以下に転落した。

最大の勝者は、ファウチ博士のロックダウンを支持し、彼を批判する者を検閲していた悪徳資本家たちだった。ビッグテクノロジー、ビッグデータ、ビッグテレコム、ビッグファイナンス、ビッグメディア（マイケル・ブルームバーグ、ルパート・マードック、バイアコム、ディズニー）と呼ばれる巨大企業、ジェフ・ベゾス、ビル・ゲイツ、マーク・ザッカーバーグ、エリック・シュミット、セルゲイ・ブリン、ラリー・ペイジ、ラリー・エリソン、ジャック・ドーシーら、シリコンバレーのインターネットの巨頭たちであった。

コミュニケーションの民主化を謳い文句に私たちをだましてきたインターネット企業は、アメリカ国民が政府を批判したり、医薬品の安全性に疑問を持ったりするのを許さなかった。同じくビッグテクノロジー、ビッグデータ、ビッグテレコムなどの悪徳資本家は、消えた中流階級の死体で食いつなぎ、かつて誇らしかったアメリカの民主主義を検閲と監視の警察国家へと急速に変貌させ、そこからことごとく利益を得ている。

マイクロソフトCEOのサティア・ナデラは、同社がCDCおよびゲイツが資金提供するJohns Hopkins Center for Health Security（ジョンズ・ホプキンス健康安全保障センター）と協力し、新型コロナウイルスのパンデミックを利用して「2年かかるデジタル変革を2カ月で達成した」と自慢げに語っている。Microsoft Teamsを利用して会議をする人は1日で2億人に膨れ上がり、2019年11月には2000万人だったアクティブユーザーが平均7500万人を超え、同社の株価が急上昇した。

ラリー・エリソンの会社、オラクルは、CIAと提携して新しいクラウドサービスを構築し、CDCのすべての予防接種データを処理する契約を結んだ。エリソンの富は2020年に340億ドル、マーク・ザッカーバーグは350億ドル、グーグルのセルゲイ・ブリンは410億ドル、ジェフ・ベゾスは860億ドル、ビル・ゲイツは220億ドル、マイケル・ブルームバーグは70億ドル近く増えている。

エリソンもゲイツも、その他の面々も、ロックダウンに乗じて政府と産業界のコラボレーションに乗り出し、5Gネットワークの構築を加速させた。衛星、アンテナ、顔認証、そして「追跡」インフラが実現した。このインフラがあれば、悪徳資本家と政府・諜報機関は手を組んで、私たちのデータを発掘して金にするために利用でき、さらには、相違する意見を抑え込んで、恣意的な命令に服従させることも、アメリカ国民の怒りをコントロールすることも可能だ。

アメリカ国民はいずれ、この無法者が我々の民主主義、市民権、国、生活様式を盗んだという事実に気づくだろう。

第4章

200年前から世界を支配するNew World Orderという旧秩序

「ロックフェラー財団」を手本にしたビル・ゲイツ

第3章で述べたようにビル・ゲイツは国際機関や各国政府も参画する数々のパンデミック・シミュレーションを実施し、ファウチは有害無益なワクチンの開発・準備・強制接種、ワクチン以外の有効な対策・治療法の否定、有害無益なマスク・社会的距離・ロックダウン、言論統制・検閲・監視・行政命令拡大などの中心人物として協力しました。

あたかもジョージ・オーウェルのディストピアSF小説『1984』を思わせる全体主義体制ですが、そのような手法をビル・ゲイツはロックフェラー財団に学んだといいます。ロックフェラー財団は「世界の医療を根底から支配する医療マフィア」ともいわれる財団です。

『The Real Anthony Fauci 人類を裏切った男』ではファウチやビル・ゲイツらが中心となって推進したワクチンのプロジェクトやプロパガンダ、そしてWHOに各国政府が追随した公衆衛生政策を、ロックフェラー財団の公衆衛生との関わりから紐解いています。

ロックフェラーといえば、スタンダード・オイル社です。19世紀の後半に設立したこの会社はアメリカの石油の90％を取り扱い、ジョン・D・ロックフェラー自身は現在の価値にして20兆円以上の純資産を持つ世界史上最も裕福な人物となります。

ロバート・ラファイエット上院議員は、彼の非情なやり口、例えば、贈収賄、価格協定、産業スパイ活動、ダミー会社設立などの違法行為を指し「世紀の犯罪者」と厳しく非難しています。

１９００年代初頭、石油精製で生じる副産物が医薬品原料に使えることを科学者が発見すると、ロックフェラーは、医療業界に進出、病気の唯一の原因は細菌であるとする「細菌論」で社会を席巻します。それまで主流だった、清潔な水等によって免疫系の強化を図るという「瘴気論」より、「細菌論」に基づいたワクチン接種を有効とし、海外への外交政策にも反映させました。

ロックフェラー医学研究所は、１９０１年の設立当初から、植民地の熱帯地方の人々へ黄熱病の予防接種を性急に行い、大勢の被接種者を死に至らしめましたが、責任の所在を明らかにしませんでした。野口英世はこの件の首謀者の一人です。

財団を立ち上げ、寄付金を管理し、製薬会社に巨額の寄付をする、というやり方を始めたのがロックフェラーでした。

1911年、スタンダード・オイルは独占禁止法により最高裁判所から解体を命じられ、34社にまで分割されます。ところが皮肉にも、この分割と各社の上場がロックフェラー個人の財産を増やすことになるのです。

この莫大な臨時収入などから、ロックフェラーは1913年、ロックフェラー財団を設立します。（拙著『日米戦争を策謀したのは誰だ！　ロックフェラー、ルーズベルト、近衛文麿そしてフーバーは――』ワック）

1913年から1951年にかけ、ロックフェラー財団の国際保健部は80カ国以上で活動を行いました。

メディアを活用しながら「ロックフェラー財団が公衆衛生分野のパイオニアとしての地位を慎重に築いていったことで、アメリカ人がスタンダード・オイルという石油帝国から想起するさまざまな悪事への罪悪感は薄れていった」といいます。ロックフェラー財団は世界規模の疾病に最適に対処できる事実上の世界最高峰の機関となり、その影響力は同分野で活動するすべての非営利団体や政府組織を凌ぐものとなりました。

１９２２年にＷＨＯの前身である「ＬＮＨＯ（国際連盟保健機関）」が設立されると、予算の半分近くを援助し、同機関の要職を財団のベテラン職員やお気に入りの人物で埋め、財団の理念、価値観、指針、イデオロギー、そして組織構造をＬＮＨＯに吹き込みました。そして、そのすべてが１９４８年発足したＷＨＯに受け継がれたのです。

２０１７年の報告書「U.S. Philanthro Capitalism and the Global Health Agenda（米国の慈善資本主義とグローバルヘルスの課題）」は、現代の評論家たちがゲイツ財団に向けるのと同じ批判がロックフェラー財団に向けられているとします。

だが、ロックフェラー財団は、最も重要な死因特に乳幼児下痢症と結核にはほとんど対処しなかった。当時は専門的処置もなく、住環境の改善、清潔な水の供給、公衆衛生の制度化など、長期にわたる社会的投資が必要だった。財団は、費用や時間のかかる複雑な活動には手を出さなかった。（黄熱病には、[軍と］経済を危険にさらしていたため、例外的に取り組んだ）。取り組みの大半は、企業が四半期報告書に成功事例として載せられるような、達成可能な定量目標（殺虫剤散布や医薬品配布など）に絞られていた。財団の公衆衛生活動は、その過程において、経済的生産性を上げ、拡大し、多くの国や地域に海外投資を受け入れさせ、拡張を続ける世界資本主義システムに組み込んでいくための地ならしをしていたのだ。

（『The Real Anthony Fauci 人類を裏切った男』）

清潔な水や栄養のある食物を得て免疫力を高める旧来の医療がないがしろにされる今の不幸の元凶がここにあるのです。

こうしたやり方をビル・ゲイツが継承し、ファウチと共にアフリカでの大規模ワクチン接種事業を興したのです。

本来大規模ワクチン接種事業の効果を確かめるには、同じ環境下におけるワクチンの接種集団と非接種集団の比較が必須です。

しかしながら、そのような数字を公開してこなかった、信頼できる基準や科学に基づいた分析が無かったビル・ゲイツとファウチの犯罪的な行為に、ロバート・ケネディ・ジュニアは切り込み、自ら検証に乗り出したのでした（『Vax-Unvax Let the Science Speak』Skyhorse Publishing、邦訳出版予定）。

「旧秩序（NWO）」の世界支配構造

ロバート・ケネディ・ジュニアは国家と大企業――ビッグ・ファーマ、ビッグ・テック、ビッグ・バンキング、ビッグ・メディア、そしてウォール・ストリート――の腐敗した結合の利益至上主義が、今回のパンデミックの災禍をもたらしたと結論します。

これを一言でいうと、「〝New World Order（ＮＷＯ、新世界秩序）という旧秩序〟による〝マネー主義〟」です。この「旧秩序」はここ２００年の間、世界を支配している勢力による体制です。

前述のロックフェラー家やロスチャイルド家などの名前をあげると、陰謀論と思われる向きもあるかもしれませんが、彼らが金融やオイルマネーで世界の富を集中させてきたのは史実です。

たとえば、ネイサン・ロスチャイルド（1777～1836）がワーテルローの戦い直後に英国債の売買で巨万の富を得たというのは有名な伝説ですが、ロスチャイルド家は数々の戦争などを利用して莫大な利益を獲得してきています。日露戦争において高橋是清に一任された日本国債の起債に協力したのはウォール・ストリートのユダヤ人金融資本家でロスチャイルド家系のヤコブ・シフ（1847～1920）です。日本は資金調達がうまくいかなければロシアに勝つことが不可能だったことは人口に膾炙されています。

興味のある方はぜひ拙著『「ザ・ロスチャイルド」大英帝国を乗っ取り世界を支配した一族の物語』（経営科学出版）をご覧ください。

いずれにせよ、彼らのような国際金融資本家が目指す「理想の世界」が、〝国なきNWO〟という「旧秩序」なのです。

彼らは現在に至るまでNWOを達成するためにあらゆるシステムをつくってきました。

たとえば、「Central bank（中央銀行）」。各国の通貨発行権を握ることにより、カネの流れをコントロールし、巨利をむさぼり、裏で政治家を支配したのです。

1694年に創設された英国のイングランド銀行を皮切りに、ヨーロッパ各国に次々と中央銀行を立ち上げ、遂に反対の声が大きかった米国にFRBを誕生させたのが1913年。実は、日本の中央銀行である日本銀行のほうが1882年と、FRBよりも約30年設立が早い。パリ万博の日本側の責任者だった松方正義に中央銀行設立のアドバイスをしたのは、パリ・ロスチャイルド家の重臣レオン・セイ（1826〜1896）というフランスの大蔵大臣です。

また、第二次世界大戦の戦後秩序を支配すべく創設されたのが国際通貨基金（IMF）や国際連合といった国際機関でした。WHOが国連の専門機関であることは言うまでもありません。

世界を支配するのはたった0.0000001%の人たち

国際金融資本家の志向は、過度の「マネー主義」で、経済は相互依存だということです。米ソ東西冷戦は政治・軍事的には対立していたように見えますが、グローバリズム志向は共有している。それどころか、米ソも米中も下半身は一体。そして、左のグローバリズムが「共産主義」であり、右のグローバリズムが「新自由主義」なのです。

そもそも共産主義を唱えたマルクスの研究の背後にはロスチャイルド家がありました。マルクスはロスチャイルド家閥のメンバーでした。（拙著『ザ・ロスチャイルド大英帝国を乗っ取り世界を支配した一族の物語』経営科学出版）左右のグローバリズムはナショナリズムを押さえ、従順な「世界市民」を求めている。いわば「グローバル全体主義（マネー全体主義）」です。

超格差社会の表現の仕方として、「1％の大富豪」という言い方があります。

そこで私は、公開情報をもとに、旧秩序の支配層のシェアを計算してみました。米国の株や社債などの有価証券の保有比率は上位1％で54％。10％で93％。そのなかで頂点に立つ人たちの割合がどのくらいかというとごくごくわずかです。今の世界は、究極0・0000001％の人たちによって資本的にかなり牛耳（ぎゅうじ）られているといっても過言ではないのです。彼らは自分たちだけが幸福になるように地球を変えようとしている。

私たちはこのような認識を持つ必要があります。これは巷間言われるような「陰謀論」

ではありません。実際に富が偏在しているのは事実として公開されていることです。

グローバル全体主義を完成させる「未来のための協定」

国連が提唱している「Pact for the Future（未来のための協定）」とは、ＳＤＧｓを核とするアジェンダ２０３０の後継で、「グローバル全体主義＝ＮＷＯの完成」を目指すものにほかなりません。

国連は「未来のための協定」の第３改訂版を１９３加盟国に提示、加盟国は、２０２４年９月３日、東部時間午後１時（日本時間４日午前２時）までにこの協定を拒否する姿勢を伝える必要がありました。

日本では、閣議でも、国会でも、メディアでも議論が起こらず、話題にすら上りませんでした。しかしもしこれが採択されれば地獄に落ちるのは日本国民です。

ロシアが条約の修正案を提出し、それによって協定はかなり骨抜きにされたようです。

７カ国が賛成票を投じ、15カ国が棄権し、多数の国が反対票を投じた模様です（22

カ国が協定に圧倒的に不満)。

その後、採決ではなく、会議出席国による全会一致というコンセンサス方式で「決定」されました。どの国もコンセンサス方式に異議を唱えません。あえてコンセンサスを破る者に対する罰は一体何なのでしょう(恐ろしいことが待っているのでしょうか?)。

協定とその2つの附属書(グローバル・デジタル・コンパクトと次世代宣言)は骨抜きにされたにもかかわらず、その分量は合計60ページに膨れ上がりました。わざと長くわかりにくい文章で煙に巻くのが国連とWHOの常套手法です。ロシアなどを中心に多数派が、国連事務総長による独裁化をとりあえず防いだというのが実態のようです。

懸念のアクション57も採用されませんでした。

「アクション57」とは、「緊急プラットフォームの発動及び段階的廃止の基準を含む、様々に複雑な『地球規模のショック』に対応するための柔軟なアプローチに基づく緊急プラットフォームの招集及び運用のための加盟国の議定書を検討」すること。すなわち、国連事務総長が「世界的なショック」を宣言し「緊急事態」における独裁的な権限を行使できることになるところだったのです（「Pact for the Future Rev.3」）。

パンデミック条約同様、採用されていたら危ないところでした。

いまだ旧秩序に支配され続ける日本

ビッグ・ファーマ、ビッグ・テックといった「グローバル企業」があり、その上にバンガードやブラックロック等の大株主機関や国際金融資本が鎮座し、国家の内政や外交を意のままに操る、というのが旧秩序の構造です。いわゆる「ディープ・ステート」とも呼ばれる勢力と重なり、戦争さえもビジネスにしてきた連中です。

国際金融家はもともと王室に戦費を融資したことで勢力を拡大してきた歴史があります。また、今のウクライナ戦争をみてもわかるとおり、ウクライナに武器を売って儲けている軍事産業の一群、「軍産複合体」が存在します。彼らは国民に災厄をもたらす疫病も戦争もビジネスにして大儲けするマネー主義者たちなのです。

大東亜戦争、私が言うところの「第一次大東亜戦争」に敗れて以来、旧秩序の占領下におかれているのがわが国です（「３発目の原爆」を落とされるのが「第二次大東亜戦争」)。

「LGBTQ理解増進法案」の可決がそのことをまざまざと見せつけました。この法案を通すよう圧力をかけた駐日大使のラーム・イスラエル・エマニュエルはあたかもマッカーサーを彷彿させます(ミドルネームがイスラエルとは)。

加えて中国共産党が日本と対峙し、日本は米中に挟み撃ちにされている。この構図をつくったのもウォール・ストリートです。

さかのぼればFRBを創設したウィルソン大統領やマンデル・ハウス大佐のころから、NWOと呼ばれている秩序に日本を組み込もうとしてきました。

しかし世界情勢は変わりつつあります。

ウクライナ戦争は、この旧秩序を維持するために起こされたものですが、プーチン・ロシアの巧みな戦術によりあえなく失敗しました。

英国の欧州連合離脱(ブレグジット)をはじめ、グローバル勢力であるEUから自国第一というナショナリズムが台頭し、旧秩序はその力を弱めつつあります。

私が見るところ、旧秩序側についている国はG7を中心に多くて(小国を含めて)

60カ国。ＮＷＯという旧秩序は、将来的に江戸幕府のように力が縮小し崩壊していく定めにあるのではないでしょうか。第二次トランプ政権誕生がこの過程を早めるでしょう。

それなのに、岸田前政権はこの旧秩序に奉仕してきたのです。

東証プライム上場企業の約７割に当たる１１００社が２０２５年３月末までに持ち合い株の削減方針を示したことが報道されましたが、これなどもその典型的なあり方です。

投資リターンの見込みにくい持ち合い株を売却し資本効率を高めるためといいますが、相互に株式を持ち合い安定株主となることで、市場、つまり外資からの圧力を和らげてきたのが日本企業の戦略でした。取引先と株式を持ち合うことにより、日本を外圧から守ってきたという側面があるのです。「持ち合い株の削減」は東京証券取引所の要請といいますが、日本企業を安く買うための外圧に屈したのでしょう。

こうして旧秩序の牙城となれば、日本企業は外資に席巻され、経営者は軒並み外国人が務め日本人は従業員として安い給料で雇われる。日本人の株主比率も人口比率も減り、その行きつく先は日本列島および東京に大量の移民が入り込み、日本人が住んでいた日本は消滅していく。目先のインバウンド需要にうつつを抜かしているうちに、日本人のいない日本列島へ向かってしまうのです。

なぜ天皇皇后両陛下は訪英しなければならなかったのか

2024年6月22日から29日にかけて、天皇・皇后両陛下が国賓として英国に公式訪問をされました。私が注目したのは、イギリス訪問に先立ち行われた記者会での陛下の次のような発言です。

「今回視察するフランシス・クリック研究所では、日英の研究者が協力して医療・生命科学分野の研究を行っていると聞いており、がんやインフルエンザワクチンなどの最先端の研究についてお話を伺う予定です」

しかし「フランシス・クリック研究所」というのは、「プランデミック」の仕掛け人の一角とも言われているような機関です。また、英国の新型コロナワクチンの開発拠点でもあります。

所長のポール・ナース卿はロックフェラー大学の学長を兼務し、王立協会の会長でもあります。2001年には遺伝子関係の研究でノーベル生理学・医学賞を受賞しています。

そのナースがダイヤモンドオンラインの記事（「ノーベル賞科学者が明かす…イギリスが早々とワクチンの開発に成功したワケ」）のなかで「そして製造はアストラゼネカ社がイギリスとスウェーデンで行いました。つまり、イギリスには、（訳注：開発力のある）素晴らしい科学と、（訳注：製造を受け持つ）製薬会社のコンビが揃っていた」と自慢気に語っています。後にアストラゼネカは多数のワクチン被害者からの訴訟を抱え、2024年5月に撤退を発表しています。

問題はなぜこのタイミングで両陛下の訪英が設定されたのか。おそらく英国からの提案に日本の宮内庁と外務省が同意をしたのでしょう。私も国民として、苦衷が偲ばれます。訪英された陛下はガーター勲章を授与されていますが。

この両陛下の訪英で思い出されるのが明治という時代です。幕末に、独立国日本がロスチャイルドグループのペリーによって危機の始まる時代へ突入しました。両陛下が訪英時に行かれたのが金融都市シティ・オブ・ロンドン。その市長と会談のなかで私が出るだろうと思っていた話題がやはり出ました。それは「長州ファイブ」です。

1863年、ジャーディン・マセソン商会が長州藩士である伊藤博文をはじめとして、井上聞多（馨）、遠藤謹助、山尾庸三、野村弥吉（井上勝）の5人を英国に留学させた件です。

もちろん偶然でしょうが、陛下が帰国されたタイミングで出た渋沢栄一の1万円札も因縁めいたものを感じます。陰謀論でも何でもなく渋沢は欧米ロスチャイルド家筋の弟子であり、彼らにいわれるままに銀行などの金融制度や産業制度を整えたことは歴史的事実でしょう。

当時の日本は他のアジアの国々のように植民地にはならなかったものの、半植民地状態におかれました。

そこから努力を重ね、条約改正により、治外法権を撤廃、関税自主権を回復。陸軍を中心に軍事的にも独立できるよう務めていきました。しかし罠にはまった結果としての大東亜戦争の敗北で、名実ともに米国の植民地になったのです（拙著『日米開戦陸軍の勝算』祥伝社、『近衛文麿　野望と挫折』ワック）。

以後、サンフランシスコ条約を経て表面的には独立国を装っていますが、現在に至るまで実質上の植民地状態は続いています。

日本はこのままでいいのか。いいわけがありません。

第5章

グローバリストと対峙するトランプとケネディ

ロバート・ケネディ・ジュニアとは何者か

本書の主役のひとりロバート・ケネディ・ジュニアの闘いについて述べます。

日本ではロバート・ケネディ・ジュニアについて耳にしたことがない方がいまだ大勢いると思います。その原因はメディアにあります。

米国の大手メディアに追従する日本のメディアでは、彼が現状の民主・共和の二大政党の垣根を超えた新しい大統領の在り方を示すために、独立候補として第三党から大統領選に出馬しようとしたことも、民主党員でありリベラルであるはずの彼が、大統領選ではトランプ支持に回ったこともほとんど報じられていないからです。

たまに取り上げられたとしても、「反ワクチンの陰謀論者」「変人」「単なるバイデン人気の裏返し」「泡沫候補」「民主党なのに主張は正反対の共和党保守強硬派に近い」「民主党の大統領候補となる可能性はほとんどない」といったような扱いで、一般の日本人の耳目を集める存在になっていませんでした。

ロバート・フランシス・ケネディ・ジュニア（ＲＦＫＪ）は１９５４年1月17日、

米国ワシントンD.C.生まれ。アメリカ合衆国第35代大統領（在任1961年1月20日〜1963年11月22日）のジョン・フィッツジェラルド・ケネディが伯父で、父親はケネディ政権において司法長官を務めたロバート・フランシス・ケネディ。11人きょうだいの3番目です。

ハーバード大学、ロンドン・スクール・オブ・エコノミクスなどで学んでいます。

環境活動家であり、弁護士、作家、ワクチン問題に関する世界的なオピニオンリーダーです。環境問題への関心は、少年時代、レイチェル・カーソンの「沈黙の春」や、モンサント製のDDTの発癌性問題などに触発されたことによるそうです。

非営利団体「ウォーターキーパー・アライアンス」の創設者です。同団体は、6大陸の水の保護を目的とし350の支部を持つ世界最大の水質保全団体です。

環境弁護士として、これまでに500件以上の環境訴訟で勝訴、または有利な和解を勝ち取ってきました。2007年と2017年のデュポン、2018年のモンサントに対する訴訟での画期的な勝利が代表例です。

モンサントの除草剤「ラウンドアップ」が癌を引き起こし、その危険性を消費者へ警告しなかったことに対する訴訟では、多額の損害賠償を勝ち取り注目されます。

米国の子供のワクチン被害に関する問題を主なテーマとする非営利団体「チルドレンズ・ヘルス・ディフェンス（CHD）」のリーダー。CHDは世界各地に20の支部を持ち、その諮問委員会には300人以上の医師と博士号を持つ科学者を擁しています。

もし、彼の〝真実の戦士〟の雄姿を見たければ、いつでも彼のX（旧ツイッター）に投稿された動画などをご覧ください。

（『The Real RFK JR. Trials of a Truth Warrior』Skyhorse Publishing、邦訳出版予定）

ディープ・ステートと闘う〝命懸けの覚悟〟

ロバート・ケネディ・ジュニアは紛れもなく自らの活動に身命を賭しています。

彼が9歳のとき（1963年11月22日）に伯父ジョン・F・ケネディ大統領が暗殺され、彼が14歳のとき（1968年6月6日）に父親ロバートが民主党の大統領予備選挙で指名が確実視された矢先に暗殺されています。まだ少年時代にかくも壮絶な体験をしたのです。

周知のように２つの暗殺事件はいまだに疑惑と闇に包まれています。

ロバート・ケネディ・ジュニアが著した『American Values Lesson I Learnd from My Family』（２０１８年、Harper Perennial、邦訳出版予定）では、ケネディ大統領の暗殺に関して、ＣＩＡによる犯行を想起させる記述が多くあり印象的です。同書では、ベトナム戦争など軍産複合体によるビジネスとしての戦争を、いかにケネディ大統領が避けようと努力し、そのためにいかにＣＩＡや政権内の閣僚、ひいては軍産複合体と対立していたかが赤裸々に叙述されています。

実際、伯父ケネディ大統領暗殺時に司法長官であった父ロバートは、ＣＩＡが兄を殺したと疑っていました。ロバートの１９６８年大統領選挙の出馬の動機には兄の暗殺事件の真相究明があったといいます。

暗殺事件の真相究明に対する熱意はロバート・ケネディ・ジュニアもただならぬものがあります。

トランプ前大統領は、当選すれば、暗殺未遂を調査する独立委員会を設立すると述べ、委員会は「ジョン・Ｆ・ケネディ大統領の暗殺に関する残りの文書をすべて公開する任務を負う」と言っており、ロバート・ケネディ・ジュニアがトランプを支持する理由のひとつになっているでしょう。

保守派活動家のチャーリー・カークによれば、第一次トランプ政権で国務長官を務めたマイク・ポンペオは、トランプ大統領にJFKファイルを公開しないよう懇願したといいます。「それは〝大惨事〟だからだ」、と。


ケネディ一族は、米国で王室にたとえられるほどの名門一族と見られている一方、「呪われた一族」と呼ぶ人もいます。実際、私が確認しただけでも、これまでに一族のうち2人が暗殺され、9人が事故や心臓発作などで亡くなり、6人が事故や麻薬などで大変な状況に陥っています。

以前の彼がそうだったように現在、ケネディ一族の多くは民主党の「主流派」に近い立場にいます。ジョン・F・ケネディの長女キャロラインなど3人が、バイデン政権下で大使・特使を務めています。ですから、反旗を翻したロバート・ケネディ・ジュニアは、一族の多くから異端視され、非難すら受けているのです。

このような状況にもかかわらず、伯父と父親が抱いていた国民のための政治、本来あるべき姿としての民主党の理想を追いながら、環境問題やワクチン問題を中心に、いわば反体制的運動に突き進んできたロバート・ケネディ・ジュニアの覚悟の程は私たちの想像をはるかに超えています。

彼は、世界の公衆衛生界のドンであり、「私への攻撃は科学への攻撃」と主張してはばからないアンソニー・ファウチや〝ロックフェラーの申し子〟ビル・ゲイツをはじめとした巨悪のディープ・ステートと真っ向から対峙しているのです。彼の妥協のない、反プランデミック、反ネオコン、反ウォール街の姿勢が、多くの民主党支持者の洗脳を解き始め共感を呼び起こしていることは間違いありません。

ここもディープ・ステートとの戦いを公言したトランプ大統領と軌を一にしております。

グローバル全体主義から真の民主主義を取り戻す

ロバート・ケネディ・ジュニアが２０２２年に著した『A Letter to Liberals』では、全体主義に迎合してしまった民主党を、「エリート支配の容認」と非難します。

ケネディは、人々の「権威に対する盲目的な信仰」を糾弾します。

深刻なのは、私の政党（民主党）と主流メディアが、ファウチ博士の主張を一般に福音として受け入れていることである。ジャーナリストは、科学ジャーナリストでさえも、ファウチ博士（またはFDA、CDC、WHO）のいかなる発表も、科学的探究の終着点を意味すると信じているかのように振る舞っている。権威に対する盲目的な信仰は、宗教や独裁政治の特徴であって、科学や民主主義の特徴ではないことを、すべての米国人に思い出してほしい。

そしてより良い未来のための反体制運動が必要なこと、本来は論敵であるはずのタッカー・カールソンやスティーブ・バノンのような「アメリカ第一主義」の保守派の人々との対話の重要性にまで言及し、国民同士の対話を通じた科学的真理の探究こそが米国の分断の溝を埋めると説きます。

私は、『A Letter to Liberals』は優れた政治書であり、『The Real Anthony Fauci 人類を裏切った男』とともに、ロバート・ケネディ・ジュニアが大統領選挙へと向かった必然性を示すものであると位置づけています。

前掲書の「後記」では、ケネディ・ジュニアからの「私たちと共に、民主主義と自由を取り戻そう。あなたはきっと、第一線で活躍できる」との言葉で結ばれています。ロバート・ケネディ・ジュニアのワクチンやパンデミックをめぐる戦いは、必然的に「民主主義と自由」を取り戻す戦い、米国を取り戻す戦い、グローバル全体主義との戦いに発展していく運命にあったのでした。

検閲と言論弾圧に一矢報いる

Facebookは、米国疾病予防管理センター（ＣＤＣ）にプラットフォームへの「バックドア」アクセスを提供し、ＣＤＣがＣＯＶＩＤ－19の「誤情報」を削除するリクエストを提出できるようにしていたことが、進行中の訴訟の一環として公開されました。

Facebookがターゲットにしたコンテンツには、ＣＯＶＩＤ－19は一般的なインフルエンザや風邪よりも危険ではないという主張や、マスクの着用、ソーシャルディスタンス、PCR検査、COVID－19の予防接種を受けるなどの「健康習慣」を阻害するコンテンツが含まれます。
COVID－19ワクチンの安全性、副作用、有効性に関する主張も削除の対象となり、ワクチンが自閉症を引き起こすという主張を含む「ワクチンのデマ」も削除の対象となりました。

2023年7月4日、ルイジアナ州連邦地裁は、バイデン政権と政府機関に対して、反対勢力の様々な言論を抑圧した可能性が高いとして、都合の悪い投稿の削除を要請することなどを禁じる一時差し止め命令を出し、一矢報い（いっし）ました（ファウチも宣誓証言に呼ばれました）。今後の控訴審が注目されます。この訴訟は共和党の州司法長官が提起したものですが、2023年3月にロバート・ケネディ・ジュニアやチルドレンズ・ヘルス・ディフェンスがバイデン大統領をはじめ政府高官や政府諸機関による検閲をめぐって訴えた訴訟と実質一体です。また、ケネディらは2023年1月にワシントン・ポストや通信社など複数の大手メディアを共謀検閲で訴えていましたが、8月2日にはYouTubeとGoogleに対して訴訟を提起しました。

７月20日には、共和党が主導する米下院司法委員会の「連邦政府の武器化に関する特別小委員会」が公聴会にロバート・ケネディ・ジュニアを招き、ケネディが受けた検閲やＳＮＳ上での削除について証言させています。この招致を阻止しようとしたのが民主党議員たちであり、さらに彼らは証言台に立ったケネディの発言を阻止したり、人種差別主義者と一方的に非難したりしました。

この公聴会でケネディは、一連のワクチンの問題を暴露すると共に、「政府による検閲は、全体主義の始まり」であると非難しました。

なぜトランプとの共闘を選んだのか

ロバート・ケネディ・ジュニアは政府のパンデミック政策に公然と疑問を呈したので、リベラル派（主に民主党支持者）から除け者扱いされました。多くのリベラル派は、恐怖とプロパガンダの下、科学的議論を避け、腐敗した製薬会社を信頼したのです。特に民主党上層部の盲従はカルト的であるとケネディは表現しています。

リベラル派は、かつては全体主義として忌み嫌った検閲を支持し、異論を弾圧拒否

（キャンセル）・排除し、言論や表現の自由などを保証した合衆国憲法を蝕んでいたのでした。これは、国民主権の放棄であり、プロパガンダを使ったエリート支配の容認です。

「とにかく、科学的な議論が必要」とケネディは叫びます。このようなリベラル派に込められた怒りと悲しみと明日への思いが、彼の大統領予備選挙への挑戦とトランプ支持への転換の大きな原動力となったことは間違いありません。

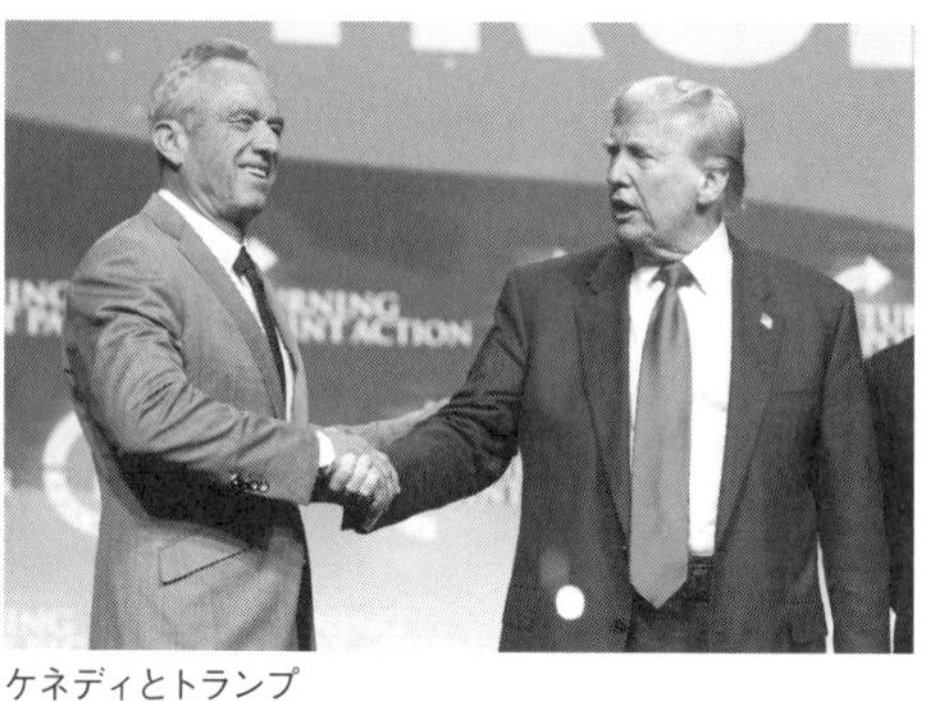
ケネディとトランプ
写真：AP／アフロ

彼は共和党と民主党という対立構図、すなわち政治的な分割統治に米国民が惑わされ、あるいは騙されて不利益を被っていることも看破し、次のように述べています。

「石油メジャーが共和党に資金提供し、ビッグ・テックは民主党に資金提供し、大手製薬会社と軍事産業は両方に寄付している」「二大政党は実はひとつの政党（Uniparty）、2つの顔を持つ怪物」にすぎないと。

ケネディがトランプとの共闘を選択したのは、自身の敵がＤＳだということがわかったからなのです（『The Real Anthony Fauci 人類を裏切った男』解説・林千勝、経営科学出版）。

大統領選挙で明らかになったのは、大きな闇のあることです。闇のターゲットはトランプ大統領とロバート・ケネディ・ジュニアの２人です。２人は大きな闇と戦っています。ともに暗殺の危険と恐れを乗り越えてきました。

トランプ大統領のＤＳ排除の「９つのステップ」

トランプ大統領は、大統領選のさなか、対ＤＳへ向けて「９つのステップ」を発表しました。

①政府の武器化と政敵に対する法執行機関の乱用を終わらせる。

司法省は、共和党員を迫害することに焦点を当てるのではなく、「血に飢えたカルテル、国境を越えたギャング、過激なイスラムテロリストを倒す」ことに焦点を当てる。

②言論の自由を取り戻す。

「連邦職員が言論を制限するために共謀することを禁じる大統領令に署名し、バイデン政権の下で国内検閲に関与したすべての連邦官僚を解雇する」

③戦争屋を追放する。軍産複合体を一掃する。

④連邦官僚の権力を削減する。

イーロン・マスクの提案で、完全な連邦政府の財務およびパフォーマンス監査を実施する政府効率委員会を設立する。

⑤政府の教育の泥沼を排水し、若者を洗脳するための税金の無駄遣いを止める。

連邦教育省を廃止し、学校の管理を州に戻す。

⑥人種や性別に基づいて米国人を罰する「公平政策」を容認しない。

⑦ロバート・ケネディ・ジュニアと協力して、食品医薬品局（FDA）、疾病管理予防センター（CDC）、世界保健機関（WHO）や「大企業権力と中国が支配する他の機関」の汚職に立ち向かう。
「私たちは、自己免疫疾患、自閉症、肥満、不妊症など、慢性的な健康問題や小児疾患の数十年にわたる増加の原因を調査するために、トップの専門家のパネルを設立する」

⑧「バイデン犯罪一家で見られたような」外国の影響力の売り込みを防ぐ抜本的な改革を議会に求める。

⑨「副大統領が嘘をついたり、米国大統領の無能力を隠蔽するための陰謀に

関与したりした場合、それが弾劾と解任の理由となることを明確にするために」修正第25条の修正を支持する。

ロバート・ケネディ・ジュニアは、トランプが第1次政権で「沼地を排水（腐敗を一層）」しなかったことに関してその事実を認め、第2次政権では「沼地を排水」するのを手伝ってくれるよう彼に頼んだといいます。

以下その骨子です。

●8年前、自分は選挙に勝って、突然、政府機関6万人の雇用を埋めることになった。

●そしてロビイスト、ビジネス関係者に囲まれていた。

●彼らは連邦通信委員会（FCC）を運営するために、電気通信ロビイストを連れてきた。彼らは内務省を運営するために、石油ロビイストのライアン・ジンキを招き入れた。米環境保護庁（EPA）を運営するために、石炭ロビイスト、保健福祉省（HHS）を運営するために、製薬ロビイストのアレックス・アザールを連れてきた。

●もう二度とあんなことはしたくない。彼らは悪者であり、今回は何か違うことをするつもりだ。

そう話すトランプに対し、ケネディは「あなたを助けることができます」と答えたといいます。

「彼は私にそれを手伝ってほしいと頼んできたんだ。ですから、もし私たちがそうすれば、彼が言うことを実行すれば、私たちは腐敗の多くを修復できると非常に楽観的です」

ロバート・ケネディ・ジュニアは2028年の大統領を目指す

ケネディがトランプ支持に転回したのは、2028年の大統領選挙を視野に入れてでもあるのではないでしょうか。第2次トランプ政権の4年間で、DSとの闘いに決着はつきません。ケネディの身命を賭した戦いは続きます。もしそうであるとすれば、２０２４年の大統領選挙でのプロセスで作った米国の国民運動の基盤はさらに厚みを増してくるでしょう。一大国民運動は続くのです。

ロバート・ケネディ・ジュニアの大統領選挙への挑戦の大きな意義は、洗脳されていた多くの人々の「目覚め」と共に、「分断」に代わる「敬意と団結（Respect & Unity）」あるいは「敬意と思いやり（Respect & Kindness）」への道を作ることです。

ホームページ「KENNDY 2024」の「和解」の章で語られている「敬意と団結」は、米国内の「分断」を互いに敬意を払い団結することに転化しようとしています。

米下院司法委員会の証言台に立ったケネディは、自身を罵倒する民主党議員に向かって、攻撃ではなく、話し合おう、理解し合おうと、互いの「敬意と思いやり」を求めました。

実は、この「敬意と団結」や「敬意と思いやり」という言葉の延長線上で、私は「和」という言葉を連想します。日本語の「和」にぴったり相当する英語はおそらくないでしょう。「和」は日本人には当たり前ですが、次元の高い概念だと思います。日本人に宿る「和」の思想は、ケネディが目指しているところのものと方向性を同じくし、かつその先を行っているものと考えます。

その意味で、多くの日本人が目覚めていく過程で、日本は米国のような「分断」が起こらない方法で、日本を取り戻していけるのではないか。私は、そのような将来への可能性に期待しているのです。

２０２４年11月５日の大統領選でトランプが見事大統領に返り咲いたことで、ＤＳとの闘いは一気に加速することでしょう。ウクライナ戦争やイスラエルをめぐる戦争の行方にも良き方策が齎（もたら）されることが期待されます。

そのトランプに対し日本のカウンターパートが誰になるかは見えません。というより、政治家に頼りきる発想はいい加減やめたほうがいいのでしょう。

政治家が頼りないからこそ私たちの国民運動が欠かせないのです。

第6章

「次のパンデミック」は仕掛けられている!?

ついにファウチへの批判が噴出

前章でロバート・ケネディ・ジュニアの闘いを記しましたが、日本も2023年に入るとかなり状況が変わってきました。というのも、米連邦議会において、特に共和党が過半数を取った下院において、新型コロナとパンデミックに関する調査、バイデン政権やアンソニー・ファウチへの追及の動向がネットなどで伝わるにつれ、日本でも彼の本が話題に上ることが多くなったからです。

加えて、ワクチン接種による多くの被害が顕在化し、おびただしい数の超過死亡者の問題を含め、明瞭かつ丁寧な説明が政府や大手メディアによってなされてこなかった状況が露わになっています。

ファウチはなおマスコミに登場し発言していますが、引き続きワクチン接種を奨めるその姿勢に反発が生じ、Xなどでは「刑務所に行け！」と拡散されている始末。ニューズウィークなどの大手メディアも、ここへきて突如、「ファウチはワクチンと心筋炎との関係を認めた！」などとファウチを攻撃し出し、また、トランプ政権下でファウチの資産が増えたことも批判の対象となりました。

ワクチン被害に対するマスコミの潮流は変わりつつあるか

ニューヨーク・タイムズは2024年5月3日、ここ1年の調査結果により、COVID－19ワクチンによる被害者が存在し、それら被害者が無視されていると報じました。これまでワクチン被害に対する言論を陰謀論と一蹴していた同紙が、ワクチンによって「数千人」の被害者が出た可能性があることを認めたのです。特集記事には、ワクチンで被害にあった医師、看護師、研究者へのインタビューも掲載されています。

日本でも「コロナワクチンの健康被害は『副反応』ではない」と怒りの声を上げるのは、京大名誉教授福島雅典氏。「医療現場の声」を軽視する政府へ以下の点で批判しています（窪田順生、「コロナワクチンの健康被害は『副反応』ではない…京大名誉教授が『医療現場の声』を軽視する政府に憤るワケ」プレジデントオンライン、2024年8月16日）。

●「ワクチンで健康被害が出ても仕方ない」というのはデタラメ
●薬害防止の専門家が政府に検証を求めている
●「副反応」という言葉は事実を矮小化するものだ

●マスコミや医師まで「副反応」と呼んでいるのはおかしい
●このままでは「副作用の深刻さ」が闇に葬り去られる
●「mRNAは短期間で分解されていく」という厚労省説明は見え透いた出任せ
●血小板減少、心筋炎、深部静脈血栓症、ギラン・バレー症候群、リンパ節腫大はじめ、精神神経疾患など接種後に報告された疾患は200を超える
●海外のアナウンスではなく、患者と向き合う医師たちの「報告」に耳を傾けよ
●副作用に関する主張は「誤情報」として規制される可能性がある
●日本政府がこのまま国民にウソをつき続ければ日本は滅ぶ

なぜワクチンに関する検証・総括がなされないのか

コロナ発生から2024年8月4日までのワクチン接種後の副反応被害の疑い報告は、医療機関による報告数が3万7539件で、そのうち重篤報告が9317件、死

亡報告は計１６９１件です。製造販売業者による報告数は2万９４１２件で、うち死亡報告は２１８８件です。また、２０２４年11月11日までの「予防接種健康被害救済制度」による死亡認定は８８０件です。

第1章で日本看護倫理学会の【緊急声明】「新型コロナウイルス感染症予防接種に導入されるレプリコンワクチンへの懸念　自分と周りの人々のために」を紹介しましたが、日本でもワクチンへの懸念を示す声は確実に高まっています。

ファイザー社のＣＯＶＩＤワクチンを接種した１７０万人の子供と10代の若者を対象とした研究で、ワクチン接種を受けたグループでのみ心筋炎が見つかったことも判明しました（英国国民医療制度（ＮＨＳ）の5歳から15歳までの子供１７０万人以上を対象とした査読前研究）。

日本の研究者による新しい査読付き研究では、ｍＲＮＡ ＣＯＶＩＤワクチン接種後に心筋炎または心膜炎を報告した人々の死亡率は９・６％。死亡率は30歳未満の男性で最も高かったとのことです。

ロバート・ケネディ・ジュニアの本に、『Vax-Unvax: Let the Science Speak（ワク

チン接種・未接種 科学に語らせよう)』(2023年8月29日、Skyhorse、邦訳出版予定)があります。
これは、「ワクチン推進派」vs.「ワクチン反対派」という構図で書かれたものではなく、本来なら政府がやるべき「ワクチンに関する検証・総括」がなされていないという不条理な現実に対して、ロバート・ケネディ・ジュニアが「ワクチン接種済み」集団と「ワクチン未接種」集団とを科学的に比較するというアプローチをとって画期的な検証・総括を試みた書です。煽動的な反対運動ではない、ケネディならではのユニークな対応です。

2024年4月8日、米国を拠点とする査読付き医学誌「キュレウス」に「日本におけるワクチンと癌超過死亡率の関係を調査」というCOVIDワクチンの副作用に関するこれまでで世界最大の研究が掲載されました。これによると、5人の日本人科学者が、日本の人口1億2300万人(日本は世界で最もワクチン接種率が高い国)のデータセット全体を使用して、COVIDワクチンの集団接種と癌の超過死亡との関係を調査。ところが現在は記事が掲載されたHPを見ると「この論文は撤回されました」と注記があり読むことができなくなっています。

6600億円分のワクチン廃棄で国民の不信感を高める

日本政府は国民から不信感を持たれて当然のことをしています。

新型コロナワクチンの無料接種が2024年3月末で終了したことに伴い、なんと廃棄されるワクチンが合わせておよそ2億4000万回分、額にして6600億円余りに上ることがわかりました。廃棄の対象は、契約した9億2840万回分から、接種した分や海外に供与した分などを除いた、2億4415万回分。

武見厚労大臣は「獲得競争の中で確保したもので、むだとは考えていない」と居直っていましたが、明らかに買いすぎ。だから、あんなに何度も打たせたのかと勘繰られても仕方がありません。

厚生労働省は自治体などに対し、使われないワクチンは、有効期限内であっても、速やかに廃棄するよう求めているといいます。国が保管する分も有効期限が来たものから廃棄するといいます。

政府は廃棄費用も明らかにすべきです。

前述しましたが、WHOは、4月26日、「今のコロナワクチンでは、主流のJN.1株に有効性が低い、JN.1対応型ワクチンを打つべきだ」との声明を出しましたが、そんなことは23年末にすでにわかっていたことでした。この間打った無効なワクチンは邪悪な在庫消化だったのでしょうか？

ワクチン製薬会社の黄昏、イベルメクチンは再評価

ブルームバーグによるとmRNAワクチンの巨人モデルナが失速しているといいます。

モデルナはファウチがトップのNIAIDが同社のワクチンに巨額の資金を投入し、見返りにNIAIDに特許権を与えた製薬会社です。また、ゲイツ財団も2019年までにモデルナのmRNAワクチンに数百万ドルを投じており、さらにビル・ゲイツは、株式をかなりの比率で保有していることがわかっています。

同社はまだどこの製薬会社も成功していない、ＲＮＡウイルスの変異にあわせて効く「ユニバーサルワクチン」の開発を目指し、新型コロナウイルスワクチンでは先駆けとなり、公衆衛生のヒーローとしてピーク時規模２０００億ドル（時価総額）にまで成長しました。しかし、この「バイオテクノロジー界の巨人」が「メッセンジャーＲＮＡ（ｍＲＮＡ）」にすべてを賭ける戦略に疑問符がついた格好です。

また、ｍＲＮＡワクチンではありませんが、アストラゼネカはコロナワクチン製造から撤退を発表。アストラゼネカ製ワクチンは、ＷＨＯの緊急使用リストに掲載され、ゲイツ財団の資金提供を受け、ＣＯＶＡＸを通じて低・中所得国を中心に２０２２年1月時点で25億回分投与されていました。

ですが、深刻な被害が相次ぎ、アストラゼネカは複数の国で集団訴訟の対象となっています。ＷＨＯは２０２２年6月以降も、アストラゼネカのワクチンは「18歳以上のすべての個人にとって安全で効果的である」と繰り返していたのです。

反対にコロナ治療薬としてはリスクがあると宣伝され弾圧され排除されていたイベ

ルメクチンの再評価が始まっています。新しい研究によると、イベルメクチンの投与でICUへの入院が83％も減少したといいます。

「研究は、重症化が確認されていないCOVID－19患者を対象に、プラセボ群と比較したイベルメクチンの治療効果を評価することを目的とし、イベルメクチンは、中等症のCOVID－19患者にとって潜在的に効果的で安全な薬との結論を出している」

ＦＤＡはイベルメクチンについて、２０２１年8月から、ＳＮＳ上で馬の画像とともに「あなたは牛でも馬でもない。ホントみんな、やめて（"You are not a horse. You are not a cow. Serious y'all. Stop It."）」と投稿し、ホームページにも同様の画像を載せ使用を止めるよう呼びかけました。イベルメクチンを処方した医師たちが、懲戒免職等の圧力を受けたため、「ＦＤＡは医師ではない」と訴訟を起こしました。

２０２４年3月和解が成立し、当該の投稿は削除されました。ＦＤＡホームページ上のイベルメクチンに対する否定的な見解は残されたままですが。

クリス・クオモ（悪名高き元ニューヨーク州知事アンドリュー・クオモの実弟）は、

ＣＮＮキャスター時代（２０１３年から２０２１年まで）イベルメクチンを攻撃。しかし現在、ワクチンの副作用治療のため自身のイベルメクチン服用を認めています。加えて、ＣＮＮの「グループシンク（集団思考）」を非難しています。

「グループシンク（集団思考）」とは、集団で合議を行う場合に不合理あるいは危険な意思決定が容認されること、あるいはそれにつながる意思決定パターンのことです。

元ＣＤＣ長官の爆弾証言

元ＣＤＣ長官（２０１８〜２０２１年）ロバート・レッドフィールドは、コロナワクチン推進派として大活躍した人物です。その彼が、２０２４年7月11日に行われた上院公聴会で、ｍＲＮＡ ＣＯＶＩＤ－19ワクチンは「有毒」であり、義務化されるべきでなかったなど爆弾証言をしたのです。

7月11日に行われた米国上院委員会の公聴会でのＣＤＣのロバート・レッドフィールド元長官の宣誓証言の要点。

【まず、目が泳いだ表情での爆弾証言】

①ワクチンは過剰に売り込まれ、危険の潜在的な副作用について透明性のあるコメントはなされなかった。

②日本の規制当局は、2021年2月にファイザーの研究を発表。mRNAワクチンの脂質ナノ粒子が透過しにくいバリアを透過するように設計されていることを知っていた。全身に生体内分布し、卵巣や副腎に集中することを知っていた。血液脳関門を通過することを知っていた。

③2021年の夏には、ロバート・レッドフィールド長官は脂質ナノ粒子が全身に分布されるという事実をより一層意識するようになっていた。

④心筋に結合したmRNAは、非常に強い炎症誘発性反応を示すので、問題である。

⑤犯した最大の過ちのひとつは、mRNAワクチンの義務化だった。

⑥mRNAワクチンを接種しても感染を防ぐことはできないし、それらには副作用がある。

これらは非常に重要な証言です。

日本政府は２０２１年２月にｍＲＮＡワクチンの有毒性を知ることができたのでした。

【続いて、警鐘というより嬉しそうな表情と身振り手振りでの煽りの様子での証言】

⑦バイオセキュリティは国家安全保障上の最大の脅威。さらに将来のＨ５Ｎ１型鳥インフルエンザの蔓延の可能性について繰り返し警告する……。

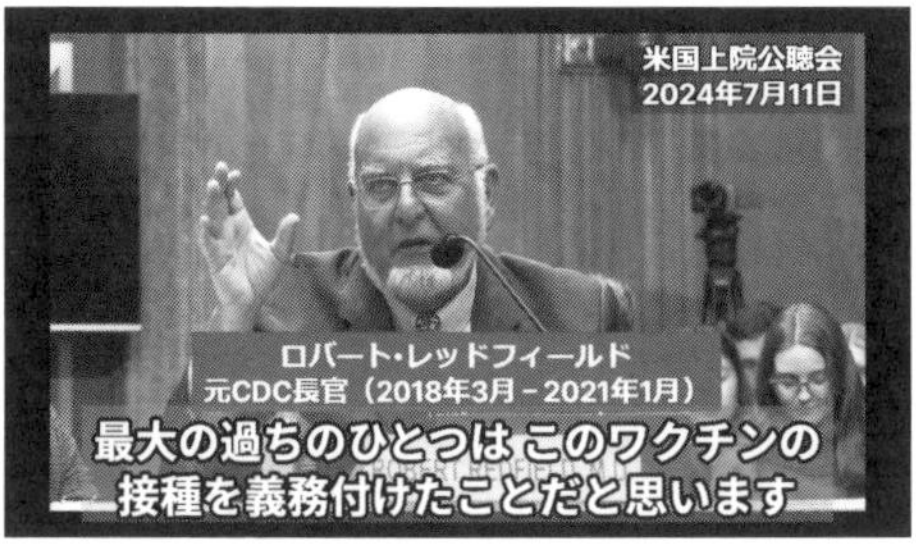

ロバート・レッドフィールド

レッドフィールドは、公衆衛生機関と医療機関が、世界中の何十億人ものワクチン接種者にインフォームドコンセントを提供していないことを浮き彫りにしました。

また、自身の患者には、ｍＲＮＡワクチンではなく「不活化タンパク質ワクチン」を投与していると述べています。

レッドフィールドのこうした発言は、ｍＲＮＡワクチンの接種が安全で効果的であると強く推進したＣＤＣの在任中の公式見解とは全く反対です。

ワクチン被害に関して、ロン・ジョンソン上院議員（共和党、ウィスコンシン州選出）は、ワクチン有害事象報告システム（ＶＡＥＲＳ）のデータを引き合いに出して、レッドフィールドに圧力をかけました。ジョンソン上院議員は、ＣＯＶＩＤ－19ワクチン接種後に報告された３万７０００人以上の死亡例を示し、「そのうち24％は注射後２日以内に発生した」と迫ります。

するとレッドフィールドは「これらのワクチンの潜在的な被害について、当初から適切な透明性がなかった」ことを認めたのです。彼は、「国民がワクチン接種を受ける可能性が低くなるため、副作用を過小報告するようにした」試みを批判しました。

レッドフィールドの証言に対し、ワクチン研究者のジェシカ・ローズ博士は「彼が今、真実を語っていることが重要だ」と語りました。「有害事象は、注射を躊躇するのを防ぐために隠蔽され、今も隠蔽されている」と。

「FDAはすべての安全性データを公開すべきだ」

データの公開の差し控えに対するレッドフィールドの批判は、ワクチンの被害だけにとどまりません。米国食品医薬品局（FDA）のワクチン安全性情報の取り扱いにも失望感を表明。「FDAは、彼らが持っているすべての安全性データを公開すべきだ」と述べています。

「2026年までそれ（データの公開の差し控え）を続ける予定だと聞いて、とてもがっかりしました。そのため、ワクチン接種に対する公衆衛生機関への信頼感が全く欠如しているように感じられます」

ジョンソン上院議員はこうした懸念に同調し、保健機関などがフォローを怠っていることへの不満を露わにしました。

ジョンソン上院議員は、イベルメクチンやヒドロキシクロロキンを含むさまざまな薬剤による有害事象報告とCOVID-19ワクチンの有害事象報告を比較した表を示し、ＣＯＶＩＤ－19ワクチンの死亡報告数が有意に桁違いに多いことと、それ以外の治療薬による死亡報告が対照的に少ないことから、透明性の向上を求めました。

「国民には知る権利がある。私たちは公衆衛生機関に税金を払います。私たちは彼らの給料を支払います。私たちはこれらの研究に資金を提供しています」

ＣＯＶＩＤラボリーク（実験室からの漏洩）説が再燃

この公聴会では、ＣＯＶＩＤ－19の起源をめぐる議論が再燃し、レッドフィールドのラボリーク説への信念を再確認しました。

「私の最初の分析に基づいて、私は当時、そして今でも、ＣＯＶＩＤ感染は生物医学研究実験とその後の実験室からの漏洩の直接的な結果であると信じています」と。

この主張は、ジョシュ・ホーリー上院議員（共和党、ミズーリ州）と、当時のＮＩＨ所長フランシス・コリンズの首席補佐官であったキャリー・ウォリネッツ博士との間の激しいやり取りにつながります。ホーリーは、ＮＩＨの職員が意図的にラボリーク説を隠蔽したと非難しました。

「ファウチ博士はじめNIHの科学者たちは、仮説を検証することなくCOVIDラボリーク説を否定するために協力し、その後もその件について何度も嘘をついた。もはや『科学に従う』ことは受け入れがたい」

一方、ウォリネッツは「検閲が行われたとは思いません」とNIHの行動を擁護しました。ウイルスの起源に関する議論は、通常の科学的言説の一部である、と。

しかし、レッドフィールドは、「自然起源説」と「ラボリーク説」の両方について徹底的な調査が行われていないことを批判。「残念ながら、調査は実現しませんでした」と言い、4年経った今でも、自然起源を支持する有意義な証拠はないと考えていると付け加えました。

ところで、ラボリーク説については、ロバート・ケネディ・ジュニアも調査しています。

『The Wuhan Cover-Up: And the Terrifying Bioweapons Arms Race（武漢の隠蔽工作生物兵器の開発競争）』（２０２３年12月５日、Skyhorse、邦訳出版予定）では、新型コロナウイルス感染症の本当の起源に関する隠蔽工作を、入念に調査・分析して暴露しています。

これがいかに困難な作業であったかは、発売日がたびたび延期されてきたことでも窺い知れます。

２００１年の同時多発テロ以降、米国政府はバイオセキュリティへの支出を増やし、アンソニー・ファウチの指揮の下、ＮＩＡＩＤをまるで国防総省の機関のような組織へと変貌させました。米国内では行えない機能獲得実験を中国の武漢ウイルス研究所に委託、連邦資金を提供して、同時にファウチ自身も利益を得るという仕組みが作り上げられていったと言います。

「世界的な規模で致命的な結果をもたらした陰謀」が白日の下に晒されることが期待されています。

「機能獲得研究」は規制せよ

レッドフィールド証言は、病原体の感染力や致死性を高める実験である機能獲得研究の一時停止を求めたことでも物議を醸す（かも）ことになりました。

「機能獲得研究によって実現した高度な治療法やワクチンを知りません。その研究から何らかの利益があるのかどうかについて、非常に積極的な議論が必要だと思います」

ランド・ポール上院議員（共和党、ケンタッキー州選出）は、この点をとらえ、リスク研究審査法（Risky Research Review Act）を提出。この法案は、リスクの高いライフサイエンス研究に対する連邦政府の資金提供を監督する独立した委員会を行政府内に設立することを目的としています。

「リスク研究審査法が施行されていれば、ＣＯＶＩＤ－19のパンデミックを防げたかもしれません」とポール上院議員は述べ、レッドフィールドの証言を引き合いに出しました。

同公聴会で証言したマサチューセッツ工科大学（ＭＩＴ）のケビン・エスベルト博士は、急速に進化するタンパク質やその他の生体分子の技術を発明し、遺伝子編集技術の開発にも尽力してきた人物ですが、機能獲得研究の監視体制が整っていないことを強調し、研究が悪用される危険性への懸念を表明しています。

「ＦＢＩの承認を得て、１９１８年のインフルエンザウイルスＤＮＡを、インフルエンザ研究とは関係のない偽名を使い、38のＤＮＡ合成企業に発注をかけました。うち36の企業は発注に応じＤＮＡを提供してきました。私たちがやったこと、そして企業がやったことはすべて完全に合法でした。業界団体の国際遺伝子合成コンソーシアム（International Gene Synthesis Consortium）が議会に規制を要請しているにもかかわらず、ＤＮＡ合成を規制する法律はないのです」

潜在的に危険な研究のより厳格な監視について、証人の間でコンセンサスが高まっていることが明らかになり、レッドフィールドが示唆したように、そのような研究は国家安全保障を守るために「高度に規制」されるべきであるということです。

「バイオセキュリティ」は核危機同様の脅威

レッドフィールドは、国防におけるバイオセキュリティの重要性も強調しました。

「２０２４年、２０２５年、バイオセキュリティはわが国の最大の国家安全保障上の脅威となる。40年代後半、50年代、60年代に核の危機に瀕したのと同じように考える必要がある」

彼は、この脅威に相応の対応を求め、バイオセキュリティの懸念に対処するための専門機関を米国エネルギー省内に設立することを提案。

「国防総省は中国、北朝鮮、ロシアの脅威に９０００億ドルを費やしている」と指摘します。

「私たちには、バイオセキュリティの脅威に対処するための民間セクターの請負業者の体系的な機関やネットワークがありません」。

この証言に対し、ロジャー・マーシャル上院議員（共和党、カンザス州）も同調しました。

「控え目に考えても、ウイルスのバイオセキュリティの問題は、私たちに対する中国の軍事的脅威よりも大きな問題です」。

また、テキサスA&M大学のグローバル・ワン・ヘルスの副学部長であるジェラルド・パーカー博士（DVM, Ph.D.）も、監視強化の呼びかけを支持し、「専用の使命を持つ単一の組織に安全な機能を統合する独立した機関」を推奨しました。

公聴会では、将来のパンデミックの可能性にも触れ、レッドフィールドはH5N1型鳥インフルエンザの蔓延の可能性について繰り返し警告を鳴らしています。

公聴会が終了すると、両党の上院議員は、リスクの高い研究における透明性と監視の欠如に懸念を表明しました。

レッドフィールドの「バイオセキュリティは核危機同様の危機」という発言は日本に投下される「3発目の原爆」と言われるレプリコンワクチンを想起させます。

次の〝生物兵器〟は鳥インフルエンザ

２０２４年7月3日、米ＣＤＣはコロラド州の酪農労働者に４人目の鳥インフルエンザ（Ｈ５Ｎ１）の症例を発表。当局は潜在的なワクチンと商業検査の利用可能性を拡大し、影響を受けた農家への財政支援を開始します。対策として、ＨＨＳの担当者は「1億７６００万ドルを投じモデルナと提携し必要に応じてｍＲＮＡ鳥インフルエンザワクチンの開発と製造を支援している。人々に対する安全性と有効性の試験は、おそらく来年始まるだろう」と述べました。

鳥インフルエンザについては、「サル痘が注目を集めているが、依然、鳥インフルが〝生物兵器〟として使われ、次のパンデミックを起こし、11月5日の大統領選挙をかく乱する可能性がある」（ブラウンストーン研究所、２０２４年9月21日）とのコメントがありました。幸い、大統領選ではそのような混乱はありませんでした。

ブラウンストーン研究所が鳥インフルエンザを警戒する論拠として、以下の3点を挙げましたが、そのど真ん中にいるのが、第1章で述べました日本のウイルス学者河岡義裕氏です。

①ウィスコンシン大学河岡義裕博士が運営する研究室など、米国と海外の複数のバイオ研究室では、H5N1ウイルスの機能獲得に関する驚くべき研究が行われていて、ウイルスの変異体は自然界で発生する変異体よりもはるかに人間にとって危険。

これらの研究所では、驚くべき頻度で漏れが発生。現在、米国で流行している鳥インフルエンザの株は、実験室で発生したという強力な遺伝的証拠がある。ウイルスの新株が実験室からリークされ、高い感染力を持つように操作された可能性は現実のもの。

②「国際鳥インフルエンザサミット」が、大統領選挙の1カ月前の10月2～4日に、ワシントンD.C.のそばバージニア州のヒルトン・フェアファック

スで開催される。テーマに「命令、コントロール、管理」、「緊急対応管理」、「監視およびデータ管理」が含まれる。

③鳥インフルエンザの「パンデミック」に対するインフラは他の病原体よりもはるかに整っていて、既に農場での広範なテストが進行中。鳥インフルエンザワクチンの開発投資は劇的に増加。米国食品医薬品局（ＦＤＡ）は、サノフィ、ＧＳＫの子会社であるケベック州のＩＤバイオメディカルコーポレーション、ＣＳＬセキラス製のワクチンを既に承認、モデルナは最近、開発中のｍＲＮＡベースの鳥インフルエンザ注射剤に対して１億７６００万ドルの政府助成金を受け取った。

ＷＨＯ、サル痘に対する緊急事態宣言発動⁉

２０２４年８月14日、ＷＨＯは、鳥インフルエンザの公衆衛生リスクは軽微と評価したうえで、サル痘に対する緊急事態宣言を発動します。

思ったように鳥インフル・プランデミックが上手く作動せず、サル痘にターゲットを移行したのでしょうか。それとも「鳥インフル」と「サル痘」の両にらみで〝可能性〟を広げているのでしょうか。

WHOは、2022年11月28日に、「インターネット上や一部のコミュニティにおいて、人種差別や偏見のような表現が見られ、各所から懸念があるため、サル痘の名称について、『mpox』の使用を推奨することを公表し、今後1年をかけて名称移行していく」と発表しています。念の入った準備と配慮です。

このmpoxに対しては、〝m〟はモンキーの〝m〟ではなく、マネーの〝m〟ではないか、と揶揄する声も少なくありません。

武見厚労大臣は、WHOのサル痘緊急事態宣言を受け、即、記者会見で日本の立場を表明します。

「今般、コンゴ民主共和国等でのエムポックスの感染拡大を受け、8月14日に世界保健機関、WHOが国際保健規則の緊急委員会を開催し、『国際的に懸念される公衆衛生上の緊急事態』を宣言したとの報告を受けました。これを受け、関係省庁間での情報共有や国内での検査体制等の確認を行い、政府としての対応に万全を期してまいりたいと思います。またコンゴ民主共和国政府からは、日本で製造されているワクチン及び接種針の供与の要請を受けており、同国政府や世界保健機関等のパートナーとともに供与に向けて準備を進めているところです。同国におけるエムポックスの流行を抑えることは、我が国はもとより、世界各国において感染を拡大させないことにも寄与することから、厚生労働省としても可能な限りの協力を行っていきたいと考えております」

アメリカの役所が、日本の厚労省を仕切る体制になるのか？

米疾病対策センター（CDC）は2024年2月5日、東京に東アジア・太平洋地域事務所を開設しました。感染症のパンデミックに備え、日本やその周辺国との連携を強める狙いとのことです。

東京都港区の駐日米大使公邸では、同日、ＣＤＣのマンディ・コーエン長官や武見敬三厚労大臣が出席して記念イベントが開かれました。

コーエン長官は地域事務所の開設が、公衆衛生上の緊急事態の予防に向けた「パートナーシップ強化への貴重な一歩」になると強調。パンデミックへの対応で「日本はリーダーの役割を果たしてきた」と持ち上げ、国の機関同士だけでなく学術分野でも連携したいと述べました。

ＣＤＣは米国の感染症対策の司令塔となる組織です。果たしてＣＤＣが、日本の厚労省や日本版ＣＤＣを仕切る体制になるのでしょうか？

そして、この文脈で気になるのが、例えば、既に令和４年３月31日に、厚労省厚生科学審議会で出されていた「重点感染症の定義および予見可能性によるグループ分類について」の「GroupA」において、「人為的な改変や仕様が疑われる感染症」が明記されていることです。「GroupB」には「エボラ出血熱」が顔を出しています。

満を持した米ＣＤＣの東京での事務所開設。日米当局同士が、何をどう「連携」してきたのか、していくのか。国民にしっかりとした説明がなされた記憶はありません。

武蔵村山市にある「BSL－4施設」を都心に移転する懸念

国際保健規則（IHR）や新型インフルエンザ等政府行動計画の改定の危機的側面が懸念されていますが、もう1つ大きな問題があります。

報道によると、都内でエボラウイルスの感染実験を行っているというのです。

2024年3月27日、新宿区にある国立感染症研究所（感染研）は、村山庁舎（東京都武蔵村山市）の「BSL－4施設」――コロナウイルスが漏れたとされる武漢のウイルス研究所と同様の最も危険度の高い病原体を研究で扱う施設――で、治療薬の効果を確かめることを目的に、エボラ出血熱の原因となるエボラウイルスなどをヒト化マウスに感染させる動物実験を既に開始していたことを明らかにしたのです。

同研究所によると、感染症法で最も危険度が高い「1類」に指定されている4種類のウイルスをヒト化マウスに感染させた。今後、既存薬などが活用できるかどうかを評価する実験を行うということです。

2014年の西アフリカのエボラ出血熱流行に伴い、翌15年に厚労省が村山庁舎のBSL－4施設で5種類の病原体を扱うことを認めたのがその経緯ですが、第一、な

公衆衛生危機管理における医薬品党の確保に関する重点感染症の考え方及び暫定リストについて(令和４年３月31日)　別添２

重点感染症の定義および予見可能性によるグループ分類について

重点感染症

公衆衛生危機管理において、救命、流行の抑制、社会活動の維持等、危機への医療的な対抗手段となる重要性の高い医薬品や医療機器等（MCM）の利用可能性を確保することが必要な感染症

※ 一般的な公衆衛生対策として医薬品等の確保が必要になる感染症とは異なる概念で整理している点に留意

重点感染症の分類

公衆衛生危機の発生の予見可能性に基づき重点感染症を以下の５つのグループに分類

予見可能性（不可能 ↔ 可能）

Group X
Group A
Group B
Group C (AMR)　使用機会の制限
Group D (希少疾患)　発生頻度少

分類	分類の定義
Group X	• 予見不可能かつ社会的インパクトが甚大な未知の感染症であり、対策において、Group AおよびBの開発を通じた基礎研究・基盤要素技術・開発/調達メカニズム等が必要な感染症
Group A	• パンデミック及び大規模流行のおそれがあり、社会的インパクトが甚大だが比較的予見困難な新たな感染症 • 過去に流行した感染症と近縁な病原体による新たな感染症、根絶された感染症、人為的な改変や使用が疑われる感染症
Group B	• 定期的または突発的に国内外で一定レベル以上の流行を起こす既知の感染症 • Group Aと近縁な病原体による感染症
Group C	• 薬剤耐性の発生を抑えるためにMCMの適正使用が必要であることから、その使用機会が制限され、新規のMCM研究開発のインセンティブが乏しい感染症（薬剤耐性感染症）
Group D	• 発生は稀だが一定の頻度がある輸入感染症、生物毒、その他希少感染症（自然発生する、生物テロ関連病原体・毒素によるものを含む）のうち、危機対応医薬品等の確保が必要なものや、国内と国外に利用可能性のギャップがある希少感染症

7

重点感染症の暫定リスト

公衆衛生危機管理における医薬品党の確保に関する重点感染症の考え方及び暫定リストについて(令和４年３月31日) 別添４

分類	感染症/病原体名	
Group X	−	
Group A	以下の感染症が該当する： 【社会的インパクトが甚大だが予見困難な感染症】 ○以下の病原体による新たな感染症 ・インフルエンザウイルス（未知） ・コロナウイルス（未知） ・エンテロウイルス（未知） ○新たな重症呼吸器症候群をきたす感染症 ○新たなウイルス性出血熱をきたす感染症（フィロウイルスなど） ○新たな重症脳炎をきたす感染症（パラミクソウイルスなど）	【根絶された感染症】 ・天然痘 【人為的な改変や使用が疑われる感染症】 ○遺伝子操作等を加えた新たな病原体による感染症 等
Group B	例えば、以下のような感染症が該当する（例）： 【呼吸器感染症】 ・新型コロナウイルス感染症（COVID-19）、SARS、MERS ・季節性および動物由来インフルエンザ ・RSウイルス感染症 【蚊媒介感染症】 ・デング熱 ・ジカウイルス感染症 ・チクングニア熱	【出血傾向をきたす感染症】 ・重症熱性血小板減少症候群(SFTS) ・既知のウイルス性出血熱（エボラ出血熱、ラッサ熱等） 【エンテロウイルス感染症】 ・エンテロウイルスA71/D68感染症 【その他の人獣共通感染症】 ・サル痘 ・ニパウイルス感染症
Group C	薬剤耐性（AMR）微生物のうち、研究開発上の優先順位が高いもの（別添５参照）	
Group D	例えば、以下のような希少疾患が該当する（例）： 【輸入感染症】 ・マラリア ・狂犬病 【生物毒】 ・生物毒（ヘビ毒、クモ毒 等）	【その他希少感染症（自然発生する、生物兵器・テロ関連病原体・毒素によるものを含む）】 ・炭疽 ・ボツリヌス症 ・ペスト

出所：厚生労働省

ぜそのような危険なウイルスをわざわざ日本に、それも都内に持ってきて研究する必要があるのでしょうか。ラボリーク説を想起してください。

　地図を見ればわかるとおり、この村山庁舎は小学校や高齢者施設もある住宅街にあり、当然反対運動が起きていました。そこで、連絡協議会を開くことになっていて、住民に事後的に説明したのでした。

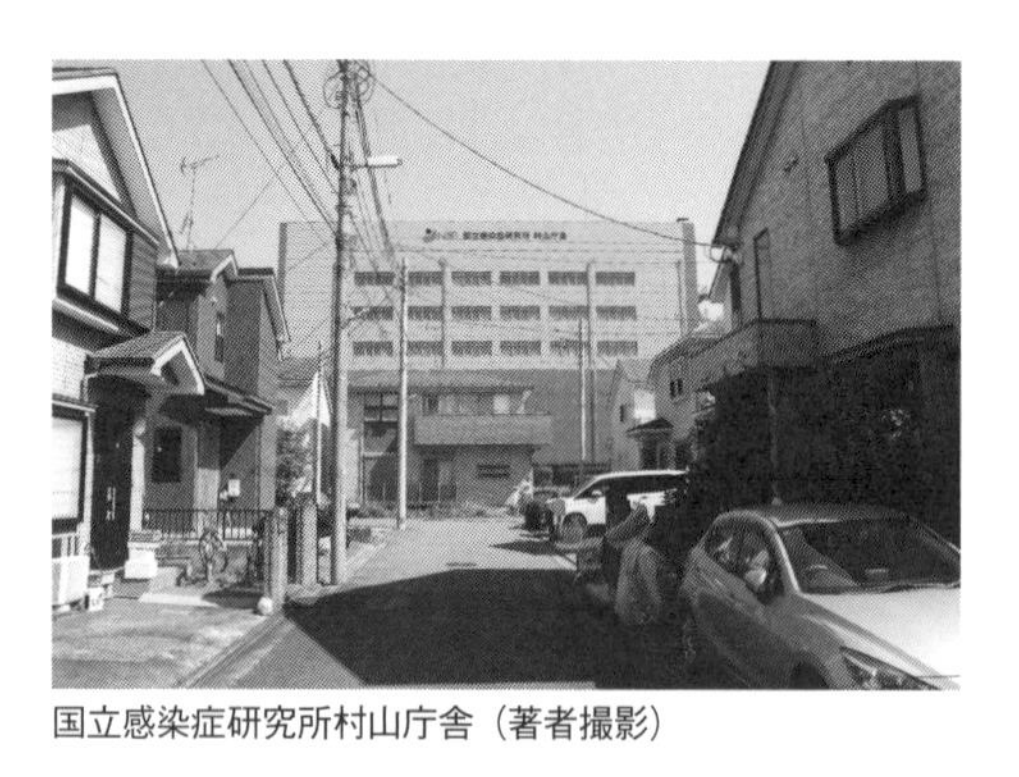

国立感染症研究所村山庁舎（著者撮影）

　住民による反対運動自体は、村山庁舎がＢＳＬ－４への運用が許可された２０１５年８月７日からあったもので、武蔵村山市からのＢＳＬ－４施設の市外適地への移転要望に基づいて、２０２０年11月・12月に移転に関する検討会「国立感染症研究所ＢＳＬ－４施設の今後に関する検討会」が開催されました。座長は、エボラ出血熱の世界的な権威であり、「医療のマンハッタン計画」の提唱者である河岡義裕博士。河岡博士は鳥インフルエンザ権威でもあることは先程述べました。

検討会の議事録には移転先の条件が繰り返し記されています。

●厚労省と近距離
●国立国際医療研究センターと離れていない
●大学・研究機関・企業などに近い
●新幹線や空港からアクセス良好
●移転先の地域の方々の理解を得ること

これらを受けて、厚労省内に準備室も設置されています。

2025年から新宿区にある国立国際医療研究センターは感染研と統合して「日本版CDC」となる予定です。

不思議なのは、このような危険なBSL－4施設がなぜ東京の住宅地にあるのか、そしてそれを何故さらに都心部に移転させようとしているのか。少なくとも、離島や人里離れた場所に建てるのが常識でしょう。検討会では、離島や人里離れた場所はことさら否定されています。「適地」が無ければ施設は廃止すべきでしょう。

さらに、移転作業自体にもリスクがあります。検討会は2回までです。

2024年8月、移転先住所について厚労省に対して行政文書開示請求がなされましたが、請求者には「移転先の住所は、国家機密のため黒塗り開示となる」との電話連絡が入りました。その後、30日間の開示期限は、（文書が膨大で）開示内容の審査に時間がかかるためとして、60日間まで延期されました。

そして、10月4日、厚労省は正式に「行政文書開示決定通知書」にて、「素直な意見交換又は意思決定の中立性を不当に損ね」「不当に国民の間に混乱を生じさせる」恐れがあるため、「移転先候補となる土地のリスト及びその地図に関する部分」を開示しない旨を通知してきました。

移転先が離島や人里離れた適地であれば国民の間に安堵が拡がります。厚労省は、不当に国民の間に混乱を生じさせる場所に移転すると宣言しているようです。検討会で出された方針は変わっていません。

このことは、11月12日に厚労省内で準備室長と面談し確認しました。また、現時点で、国会の委員会での審議やパブリックコメントの予定はないとのことです。

さらに、現在、この移転の動きと並行して、長崎大学ＢＳＬ－４施設の稼働とエボラ出血熱等のワクチン（レプリコンワクチンでしょう）開発も予定されていて懸念されています。

このように日本国内で感染症をめぐる不気味で不思議な動きが始まっていることに注意する必要があるのです。

２０２４年6月28日、武見厚労大臣が記者会見での明言「特に将来、より危険な感染症が発生する確率は極めて高い」は、日本人の心に重くのしかかっています。

第7章 世界と連携する国民運動の衝撃

いかさまＷＨＯ、詐欺的Ａ委員会

ここまで読まれた読者の皆さんにはもはやなぜ国民運動が必要かは明らかなことだと思います。世界を牛耳っているＮＷＯ、ディープ・ステートが仕組んだ、「パンデミック」の恐怖を利用してＷＨＯ体制のもと各国国民の自由を奪いワクチンの実験場にすることから命をまもるためのものです。強大な権力を持つ旧秩序に対抗するには、世界各国の国民が世界の支配構造に目覚め、連帯しなければなりません。

特に「３発目の原爆」の懸念が向けられた日本は……。

私たち「ＷＨＯから命をまもる国民運動」は、科学的に、長期的に、安全が保障されていないレプリコンワクチンを含むｍＲＮＡワクチンの生産、購入・販売、接種の中止を求め、全体主義に向かうパンデミック協定（条約）や改定国際保健規則（ＩＨＲ）に反対します。

前者に関しては既に述べてきましたので、ここでは、後者に関してお話しします。

一般に、パンデミック協定（条約）や改定国際保健規則（ＩＨＲ）はＷＨＯ総会で加盟１９４カ国の採決で決まるので、そこでの可決を防ぐことができればいい、と考えがちです。

ここでＷＨＯ総会の採決の仕組みを説明します。

①ＷＨＯの総会は「World Health Assembly（ＷＨＡ）」といい、本会議のほかにＡとＢの２つの委員会から構成されています。

②ＷＨＡは、「ルール・オブ・プロシージャー（Rules of Procedure、手続き規則」に則り進行されることになっています。

③「ルール・オブ・プロシージャー」は本会議と委員会で別々に定められています。

④パンデミック協定（条約）および改定国際保健規則（ＩＨＲ）は、実質的に「Ａ委員会」で決まり、続いて開かれる本会議は形式的なものです。

⑤Ａ委員会にはＷＨＯ全加盟国・地域が参加できます。本会議の方には定足数の縛りはありませんが、Ａ委員会は加盟国の過半数が出席しなくては議決できないという条件が定められています。

したがって廃案に追い込む舞台はA委員会となります。

詳しくは後述しますが、2022年の第75回WHAで、加盟国の一部から「A委員会の定足数が足りていない。定足数を数えるべきだ」と詰め寄られたA委員会の法律顧問と議長は、定足数を数えないままその場を切り抜けたことでWHAに対する信頼を地に落とします。この強硬姿勢が変わらないまま、2024年6月の第77回WHAを迎えることになります。

2022年5月のA委員会の顛末

実は、2022年5月、バイデン政権により現在の改定IHR（後述）と骨格がほぼ共通する修正案が提出されていました。しかし、このときは、A委員会の公式会合の前段階の非公式会合において、反対国多数で通りませんでした。

米国の修正案は、例えば、WHOに早期警戒システムを開発し（WHOの判断で）警告発令あるいは緊急事態宣言をすることができる、WHOとの協議を拒否した加盟国にはその根拠を示すよう要求できる、コンプライアンス委員会を設置し各国でIH

Ｒが守られているか監督・報告をする等々を含んでいました。

米国修正案の却下を受け、ＷＨＯがとった仕掛けは、その年の10月までに15の加盟国からどうでもいいようなものも含め３００余の修正案を出させて、その中にどうしても通したい項目を紛れ込ませ無理やり通してしまうというものでした。

ＷＨＯと一心同体の日本代表団ももちろん修正案を出して「紛れ込ませ」に一役を買っています。

２０２２年5月、ＷＨＯがどうしても通したかったのが、ＩＨＲ59条に関する以下の2項目です。

①【改定前】改定規則を拒否または留保することができる期間は通知より18カ月以内⬇【改定後】10カ月以内

②【改定前】改定規則の発効通知より24カ月後⬇【改定後】12カ月後

つまり、今回の米国修正案に近い修正案を何としてでも採択させ、決定後加盟国が翻せる期間を短くさせ、とっとと発効させてしまおうという魂胆だったのです。

国際約束の鉄則「大平三原則」を無視し国民主権を踏みにじる上川陽子外相

２０２４年2月27日午前、第４回超党派議連の会合（以下「議連」ともいう。）で、私が「改定ＩＨＲは国際約束に該当するため、国会の承認が必要なはずだ」と厚労省に質問したところ、「この場で答えるのは困難だ」と言われました。

改定ＩＨＲには以下のような特徴があります。

①憲法秩序と矛盾（国民主権や基本的人権など）する
②「国会承認が必要な国際約束」を規定する大平三原則に該当する
・法律事項（管轄機関等に関する法律制定や改正等）
・財政事項（ワクチン等の供給や寄付、発展と途上国への協力義務・支援等）

「大平三原則」とは、憲法第73条3号にいう「国会の承認」を要する条約の範囲を決める鉄則であり、それによると「法律事項」や「財政事項」を含む国際約束は、「条約」

という名称であるか否かにかかわらず、国会の承認を要します。改定ＩＨＲは、「法律事項」（第４条管轄機関 法律制定や改正等）や「財政事項」（第13条Ａ健康製品の供給、生産物の寄付、付録10協力義務・支援等）を含む国際約束と考えられます。

ＩＨＲのような国家主権の存亡にかかわる重要な国際約束の変更は、国会の承認を得なければできないことは言うまでもないことでしょう。

私が、議連で厚労省に「大平三原則」について質問した日の午後、衆院予算委員会で立憲民主党の原口一博衆議院議員が上川陽子外務相に、この「国際保健規則改定と国会承認問題」について質問しました。

それに対し上川外相は、「今も、大平三原則の下にある」と認めながらも、「ＩＨＲはＷＨＯの規則なので国会の承認を求めなくてもいい。また、大平三原則の拘束力は受け入れる。必要に応じて法律改正は行う」と答弁しています。

まったく支離滅裂です。

要するにＷＨＯの「規則」を盾に国会承認を得ないでＩＨＲ改定を進めようとした

のです。これは国際機関と行政の専横であって、国民主権の立場からは許されないものです。大平三原則に則り、「国会承認のないものは無効」との声を国民の間で、そして国会議員の間で高める必要があります。

最終案の提出期限無視は厚労省が主導か

厚労省に対し、私は重ねて次の質問をしました。

「バイデン政権が主導するIHR改定の提案の中で、加盟国の義務の履行を監視する『実施委員会・遵守委員会』の新設（第53条）は目玉の1つであると当初から言われています。後者は非政府組織の代表者も出席、発言可能です。たとえば、ビル・ゲイツのような。今回このような委員会を特段に新設しようとすることの狙いをご存じでしょうか？」

WHOに隠然たる権力を行使するビル・ゲイツの存在を名指しであげることで、厚労省の認識がどこまで自覚的なものなのか確かめようとしたのです。

その質問に対し、厚労省はいつもの常套句、「交渉中の話なので内容についてはコメントできない」と答えました。

また、重要な案件であれば、その最終案をＷＨＯは加盟国に1年前から半年前までには通知してしかるべきですので、次のような質問をしました。

「第2回議連で、厚労省は、『修正提案の最終版を少なくとも（5月のＷＨＯ総会の）4カ月前までに事務局長が全参加国に伝達』しなくても、ＩＨＲ第55条2の『条件が満たされる』とＷＨＯ法務部が判断したと述べました。ＷＨＯ法務部がそのように判断したと厚労省が認識したのはいつか？」

国際約束たる「最終案の提出期限」を無視し、内容の賛否に関する国民的議論の機会を抹殺することは明らかに国民主権を踏みにじるものです。ＷＨＯを盾に無理を通そうとする厚労省にＷＨＯと厚労省のいずれに判断の責任の所在があるのかを質す意味もあって出した質問です。

加えて、「厚労省はＷＨＯ憲章とルール・オブ・プロシージャーが判断の根拠になっている旨を（１カ月前の）第３回議連で述べていますが、それぞれ、第何条、ルールいくつなのか？」と質問しました。

実は、２０２３年８月に配られネットにも掲載されている厚労省の「今後の見通し」（スケジュール表）は、９月に変更されていました。変更前は２０２４年１月がデッドラインとされていた最終案の提出時期が、１月～３月に変更されていたのです。10月に行われたＷＨＯ法務部の判断の前月に、日本の厚労省は「少なくとも４カ月」を逸脱したということです。

「ＷＨＯの判断」と言っておきながら、それ以前に厚労省の「今後の見通し」（スケジュール表）が変更されていた。ＷＨＯではなく武見厚労大臣なり厚労省がＷＨＯ側を主導した疑念が浮かんできます。実際、ＩＨＲ改定最終案はＷＨＯ総会前に加盟国に伝達されませんでした。

「少なくとも４カ月前」は、加盟国にとって、そして加盟国民にとって神聖不可侵の極めて大切な権利のはずです。今回それが恣意的かつ強引に詭弁を弄してまで無視されているのです。

ＷＨＯもルール無視が常態化

更に私が厚労省に対し、判断の根拠となっているのは、ＷＨＯ憲章と「ルール・オブ・プロシージャー」のどの部分か質問しましたところ、以下の回答が文書できました。

御指摘のＷＨＯ憲章第17条に規定されている保健総会の運営について定める規則（Rules of Procedure）については、同規則第15で保健総会の議題に関する文書を通常会期の開始より６週間前までに事務局長が加盟国等に伝達する旨が規定されています。

一方、同規則第１２２では、議題が取り上げられる保健総会の24時間前までに加盟国代表団に事前通知されている場合には、規則第15含めた全ての規則の適用を一時停止することができる旨が定められています。WHO法務部からは、同規則との関係においても、これらの規定をもって、次の保健総会までIHR改正に係る議論を継続することが可能となっている旨の説明がありました。

難しい言い回しでわかりにくくしていますが、厚労省の回答をまとめると、

①ルール・オブ・プロシージャーのルール15で「6週間前までに伝達」と規定されている。

②同じルール・オブ・プロシージャーのルール122をもって、他のルール・オブ・プロシージャーの規則を一時停止できる

③従ってルール15も停止できる。つまり「6週間前までに伝達」という規定を停止させ、「前日に伝達」としても有効である。

④よって、IHR第55条2の「修正提案の最終版を少なくとも（5月のWHO総会の）4カ月前までに事務局長が全参加国に伝達」も無効にできる。

というものです。

そもそも「ルール１２２」は以下の通り。

Subject to the provisions of the Constitution, any of these Rules may be suspended at any plenary meeting of the Health Assembly, provided that notice of the intention to propose suspension has been communicated to delegations not less than 24 hours before the meeting at which the proposal is to be made.

日本語訳：憲章の規定に従い、これらの規則は、提案が行われる会議の24時間前までに、停止を提案する意向の通知が代表団に通知されている場合に限り、保健総会の本会議で停止することができる。

「any of these Rules（これらの規則）」は、ルール・オブ・プロシージャーの規則を指すもので、ルール１２２により、ルール15を停止できるとしても、単なる組織内の事務手続きであるルール15をもって、国際約束たるＩＨＲ第55条2を無効にできるというようなロジックは出鱈目(でたらめ)で支離滅裂であり、言語道断です。

更に、厚労省は２０２２年10月に（最終案ではない）改定案が伝達されていた云々をしばしば引き合いに出して言い訳していましたが、この言説も単なるごまかしの修辞句であったことがよくわかります。

厚労省が誤りを〝こっそり〟認める

また厚労省に対し、２０２２年10月に日本政府からＷＨＯに提出されたＩＨＲ修正案（Proposed amendments to the International Health Regulations (2005) submitted in accordance with decision WHA75（9）(2022)）について、情報公開法に基づく開示請求が２０２４年3月21日付でなされました。

15カ国・地域の提案がすべてＷＨＯのホームページ上で開示されているのに、日本政府の修正案は隠されたままです。他国からも日本が開示していないのはおかしいといわれていました。

開示請求書には請求対象として正確に文章名も英語で表記したものが提出されましたが、厚労省大臣官房情報公開室は「開示対象文書名が日本語でなければ受け付けられない」と請求者に回答。

しかしこれもおかしい。そもそもＷＨＯの公用語に日本語はありません。これまでの超党派議連などでは、「英語で用語表記や議論がなされているため、適当な訳語（日本語）が無い」とさんざん主張してきた厚労省が、そのような回答をしてきたのです。

この情報開示請求の断り方は言語道断であり前代未聞です。日本政府からＷＨＯへ提出される文書は当然英語。その控えも英語です。行政文書開示請求書の書き方にも日本語でなければならないという規定はない。言うまでもなく日本語以外の行政文書もたくさんあるはずです。

これはいかにもおかしいので、厚労省に電話をしたところ、別の担当者がその誤りを認め、結局、厚労省は3月21日付で受け付けました。

その後、厚労省は3月27日にこっそりとＷＨＯのホームページに日本政府の改定案を追加させ、4月2日付で厚労省のホームページを更新してリンクを貼りました。そのことを超党派議連できちんと説明しようとせず、こっそりと、です。やることがせこい。

A委員会で過半数の出席はあったのか

第4回議連で以下のような質問もしました。

「日本が何ら民意に基づかず共同提案した2022年5月のIHR第59条の改定、すなわち発効拒絶又は留保のための期間の大幅短縮は、2022年5月28日に総会の本会議で採決が行われましたが、前日の5月27日にA委員会において修正提案の最終版が決められました。

その際のA委員会における議決・承認時に過半数の出席はありましたか？　ちなみに、A委員会の議長は紹介した厚労省国際参与で、ゲイツ財団と関係の深いグローバルヘルス技術振興基金会長の中谷比呂樹氏です。（これは第3回議連で質問があった件なので、厚労省は議事録は確認済みのはず）」

（中谷比呂樹氏については既に第1章で紹介しました）

厚労省からの回答は、「担当者がいないので答えられない」というものでした。

なぜこのような質問をしたかというと、ＷＨＯが公開していた動画を確認するとＡ委員会（第12回会合）の議決のとき、会場は見るからにガラガラで、議決の定足数である過半数どころか４分の１もいないのではないかと思われるからです。

また、翌日のＡ委員会（第16回会合）での別案件の議決の動画には、定足数を無視したでたらめな議長運営に、ついに堪忍袋の緒が切れて抗議したサウジアラビア、中国、エジプトといった国々に対して、法律顧問が委員会のルールを排除して、無理やり別の本会議のルールを適用して乗り切るなどのいかさま行為が録画されています。「議題を投票にかけるには委員会の過半数の出席が必要である」とのルール85違反を犯した中谷議長は、修正提案の最終版が決まった際、興奮して喜びを全身で表していました。

ＩＨＲ第59条の改定について議事録には、「(中谷）議長は、委員会が修正された決議案を承認することを望んでいると受け止めた。修正された決議案は承認された」とのみ記載されています。

当然、このようなルール違反の修正提案の最終版は無効です。

定足数を誤魔化し、ルールを無視することが「慣行」

この２０２２年5月28日に行なわれ、定足数の件が問題化したA委員会第16回会合についてどのようなやりとりがあったかもう少し詳しく述べます。

中谷議長は挙手による投票が終わると、「１８３の加盟国が投票権を持っていますが、95の加盟国は欠席しています」と述べてから、投票結果を発表しました。

「30の加盟国が棄権し、出席して投票した58の加盟国のうち58が賛成票を投じ、反対票を投じた国はありませんでした。従って、修正案は58票対0票、棄権30票で可決されました。よろしいでしょうか」

出席は１８３加盟国から欠席の95を引いて、出席は88カ国の48%、半数以下です。明らかに過半数という定足数を満たしていません。しかも、賛成に至っては58と全加盟国の約３割です。

この事態に対して、中国及びサウジアラビアの代表は、事務局は出席加盟国の数が定足数を満たしていたことを確認したかどうかと尋ねました。

対して法律顧問は、「欠席と発表された加盟国の数には、『議場に実際いない国』と、『議場には居るが投票に参加しない（賛成でも、反対でも、棄権でもない）ことを選択した国』が含まれていたため、定足数があったかどうかは示していない」と述べました。詭弁です。

サウジアラビアの代表は、「現在議論しているような重要な議案が受け入れられるためには、加盟国の単純過半数が出席し、投票する必要がある」と繰り返し述べました。

これは当然の異議申し立てです。

エジプトの代表は、「修正案の投票前に定足数が成立しなかった（数えなかった）理由」を尋ねました。

至極もっともな追及です。

法律顧問は、「ＷＨＯは慣行として、各投票の前に定足数カウントを行うことはしませんが、定足数の確認はどの加盟国からでも要求できます」と述べました。法律顧問による言い逃れの誤魔化しです。

サウジアラビアが、数えずに採決したという暴挙に対して「今数えればいいのでは」と提案すると、法律顧問は「採決が済んでいるので、数えることはしない」と主張し、結局、議長はその場で定足数を確認しないで済ませました。

ルールを無視することが「慣行」。

このやり方をWHOは「コンセンサス方式」と呼び始めます。

嘘だらけの答弁、逃げる厚労省

また第4回議連では厚労省に対し次の質問もしています。

「第59条の改定を拒絶又は留保した国は、イラン・ニュージーランド（ともに拒絶）のほかどこがありますか？ それらの国益に基づく拒絶や留保をどう評価しますか？」

やはり厚労省は答えませんでした。

実はそのまえにも複数回同様の質問をしていました。そのときは、私は、イラン、ニュージーランドの国名はあげずに、拒絶または留保した国はどこか尋ねたのですが、「公表していない国についてはお答えできない」というのが厚労省の回答でした。しかし、イラン、ニュージーランドは拒絶を公開していました。厚労省の回答はいい加減でその場しのぎです。厚労省は、「世界のパンデミックへの対応を早くするという観点で賛成している」と繰り返すだけです。

林：「厚労省は、２０２３年12月の第2回議連で、日本による拒絶・留保に関して大臣官房国際課で検討すると回答しましたが、何ら民意を聞くことがありませんでした。拒絶・留保を決して行わない姿勢は２０２２年5月から一貫して不変だったのでしょうか？」

厚労省：「国会での質問に丁寧に対応しました」

林：「２０２４年5月のＷＨＯ総会におけるＩＨＲ大改定後の拒絶・留保に

関しても、民意や国会を無視し、国際課のみで検討するのでしょうか？　パブコメ（民意を集めるためのパブリックコメント募集）等の心づもりはあるのでしょうか？」

厚労省：「法律や政令とは違います。即答はできない。日本政府内の例にのっとって対応します。HP上や、照会に答える形で説明をしていきます」

国際約束たるIHR大改定に、民意や国会を関わらせようとしない厚労省は、本当に日本の国の組織なのでしょうか。

厚労省の行動指針では「国民一人ひとりの立場に立って考え、行動します。わかりやすい言葉で広く情報を提供し、開かれた行政を目指します」と謳われています。これらは遵守されていますか？

WHA75 委員会A（最終会議）
法律顧問：保健総会では「要請がない限り 積極的に 定足数をカウントしない」のが慣例となってます
「数えないのが慣行だ」
第8回超党派議連

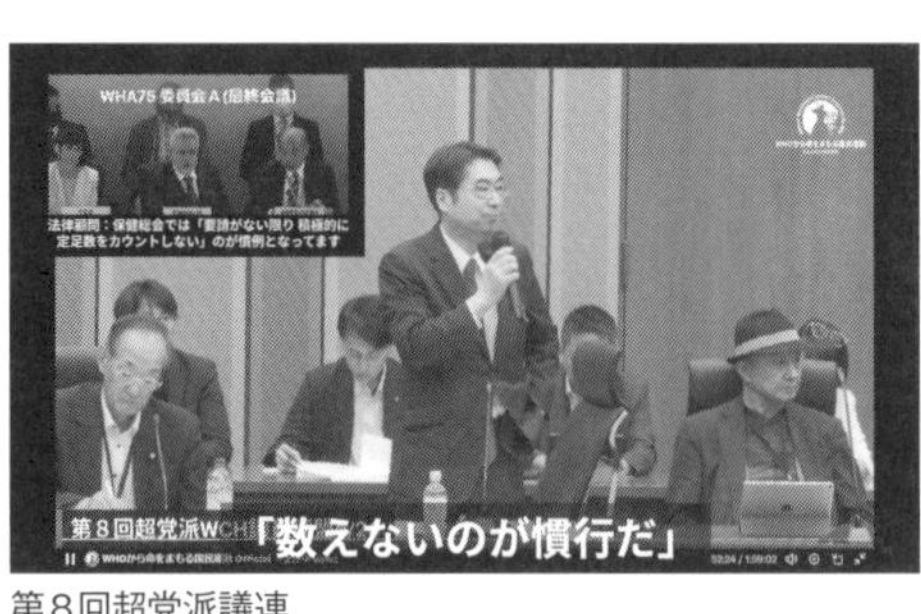

厚労省の皆様は、ＷＨＯの僕(しもべ)としてではなく、国民の側に立ってその命と健康のために働いていていただきたい。

動画のリンクは２１８頁をご覧ください。

国民運動の始まり

厚労省やＡ委員会の実態がこのようであったことから、２０２４年４月13日に「４・13パンデミック条約・国際保健規則改定反対　新宿決起集会・池袋デモ」が実施され、生まれて初めてデモに参加するという人々がほとんどにもかかわらず２万人弱が参加しました。

デモコースは周回でスタートとゴールは巣鴨プリズン跡の公園でした。グローバリズムとの戦いの跡です。まるで天もわれわれの運動を後押ししてくれているかのようでした。

しかし、５月27日～６月１日に行われる「第77回世界保健総会」のＡ委員会の議決においても、過半数の出席を求めるルールを無視して彼らの言う「コンセンサス方式」で強行決定する可能性が高かった。

よって、我々は、さらなる「5・31日比谷野音大決起集会&銀座パレードデモ」をスケジュール化しました。

この時点で、諸議案の賛否の状況を見ると、加盟194カ国の内、WHOグローバリズムに前向きな「テドロス派」は、多くても日米政府・G7各国を中心に小国を含めて60カ国程度なのではないかと考えられました。WHOは規則をまもらない体質のでたらめな国際機関であり、多くの国から呆れられているのが実態です。

しかしWHO INB(政府間交渉会議)事務局共同議長プレシャス・マソソが「パンデミック条約のWHOでの採択が終わりではありません。国レベルで、議会による批准も必要です。60カ国が批准すれば、発効できると思います。そこからが始まりです」というように、パンデミック協定(条約)についても何らかの方法で採決にこぎつけ発効させようとしているため、要注意です。

トランプ政権が誕生して米国のWHOからの離脱が濃厚ですが、そうなると結果的に日本を含む比較少数の国々がWHOの虜になる可能性があります。

繰り返しますが、パンデミック協定（条約）と国際保健規則改定を阻止するためには、A委員会に注目する必要があります。

具体的な戦略として、

①欠席・棄権予定の各国へ、A委員会で反対の票を投じるよう説得。

②反対多数が見込めない場合は、各国に委員会を欠席させ過半数以下という定足数割れへ追い込み、定足数厳守を全世界で監視する。

それでも不幸にしてWHOでパンデミック協定（条約）と改定国際保健規則が採択されてしまったら、各国毎での対応となります。選挙の争点にして、議会で不承認する、拒絶する。ひいてはWHO脱退の機運を高める。そのためにも国民運動は重要な役割を果たします。

「5・31」最終決戦に向けた私の宣言

2024年5月13日の記者会見において、私は、「WHOから命をまもる国民運動」

共同代表の井上正康先生をはじめとする皆様と共に、最終決戦と位置付けた「5・31」に向けて次のような宣言をしました。なぜ国民運動が必要かのエッセンスが詰め込まれているので、ここまで記したことと重複する箇所もあり、少し長いですが、全文を紹介させてください。

本国民運動は、人為的なパンデミックでワクチン地獄をつくり出すゲイツ財団・WHO・日本政府・厚労省による公衆衛生独裁から国民の命をまもる運動です。

コロナ禍最中の2021年4月、武見敬三氏は、国連・外務省共催、経団連後援の公開ウェビナーで、「IHRにより強制措置をつくることの必要性」及び自らが委員長で「政府・自民党の政策をつくっている『グローバルヘルスと人間の安全保障運営委員会』の主たる活動資金源はゲイツ財団である」と明言しています。

動画をご覧ください（ウェビナー動画を上映）。

ご存じのように、WHOもゲイツ財団等の資金で支えられています。

丁度1カ月前の4・13の（全国から自主的に2万人弱が参加した）集会と

デモは、国民に一層の覚醒をもたらし、世界に勇気を与え、国際メディアや多くのインフルエンサー、『The Real Anthony Fauci』の著者ロバート・ケネディ・ジュニアなどが絶賛、WHO・日本政府・国内メディアに大きな衝撃を与えました。

しかしながら、WHOはパンデミック協定やIHR改定を梃子とする、グローバルワクチンビジネス全体主義の枠組み構築への動きを止めません。

一方、日本政府は、パンデミック協定やIHR改定の成否に拘らず、数十万人とも言われる超過死亡、すなわちmRNAワクチンによる日本国民への〝大空襲〟に続けて、1944年9月にルーズベルト＝チャーチル間で結ばれた原爆投下目標に関する「ハイドパーク覚書」で「be used against the Japanese」「日本人になら落としていい」と謳われた如く、日本人のみに向けられた3発目の〝原爆投下〟ではないかと懸念されている、自己増殖型レプリコンワクチン（人工遺伝子注射）の準備をしていると言われています。

お配りした資料「国民運動の必要性」には、2024年秋の内閣感染症危機管理統括庁設立から、2025年4月のジースすなわち世界トップレベルの日本版ＣＤＣ設立やＵＨＣナレッジハブという人材育成機関設立までの大計画が示されています。すべては、ダボス会議でも話された疾病Ｘによるパンデミックあるいはプランデミック、３発目の〝原爆投下〟に時間軸を合わせたものと捉えることもできます。

19万通に及ぶパブコメの反対意見を無視して来月閣議決定予定の「新型インフルエンザ等対策政府行動計画」は、ＰＣＲ検査やマスク着用さらにはワンヘルス推進を前提に、「プレパンデミックワクチン接種から火葬体制整備」までの一貫した体系を、事業者への命令や事業者名公表、および「インフォデミック」・「偽・誤情報」対策と称する言論統制を伴って構築するものです。それは日本国民に向けられたデスノートであり、日本列島アウシュヴィッツ化への鉄路と言えるのではないでしょうか。

このようなファシズムに対抗して、５・31午後、厚労省前の日比谷野音での大規模集会、そして厚労省前から出発して明治製菓ファルマ本社付近に至るパレードデモが挙行されます。スイス・ジュネーブでの反ＷＨＯ集会と同日開催です。

金曜日平日ですが、武見厚労大臣と厚労省職員に直接声を届けようと全国から大勢の人々が有給を取得して駆け付けます。集会場は21時まで熱気溢れるでしょう。多くの既接種者、被害者やその家族の方々が参集します。

武見厚労大臣及び厚労省国際課を始めとする職員は、いかさま答弁に終始するのではなく、是非、この日この庁舎から野音集会場に降りて、タウンミーティングとして国民の声に耳を傾けて頂きたい。厚労省職員は公僕たる初心に戻り、今の〝汚れて醜い〟と言われる姿勢を正してほしい。さもなくば、運動は厚労省解体を求めることとなるでしょう。

パンデミック協定、改定ＩＨＲの最終的な姿は現時点でも流動的と言わざるを得ません。賛意を表しているのはごく少数の国々です。いかさま手続・手順が常習のＷＨＯの会議を全世界の人々が監視しなければなりません。５月28日、現地時間午前９時から予定されているＡ委員会（Committee A）の審議と議決を見極め、運動は即座にＷＨＯ脱退を求めることにもなるでしょう。私のＸでもＡ委員会の様子を生配信する予定です。

４・13記者会見の繰り返しで恐縮ですが、ＪＡＬ１２３便で亡くなられた坂本九さんの曲に「幸せなら手をたたこう、幸せなら手をたたこう、幸せなら態度でしめそうよ、ほらみんなで手を叩こう」とあります。気付いたなら、反対するなら、態度で示さなければなりません。

厚労省記者会見室から全国の皆様に、5・31正午、日比谷厚労省前野音にお集まり頂くよう改めて呼びかけ、国民運動をここに宣言します。日本のため、世界のため。

動画のリンクは２１８頁をご覧ください。

6月1日改定国際保健規則（ＩＨＲ）が決定

２０２４年5月31日正午開場、開演1時〜夜8時、日比谷公園大音楽堂（野音）にて大決起集会、午後3時からは厚労省前から始まって銀座の通りでのパレードデモが行われました。

野音は厚労省の目の前にあり、定員3千人全員で叫ぶと間違いなく厚労省職員の耳に届きます。そういう意味では前代未聞の史上最大のイベントとなりました。

５月31日というのは、28日にＷＨＯ総会が始まり、Ａ委員会でパンデミック協定（条約）とＩＨＲ改定案が諮（はか）られることを見極めたうえで、反対姿勢を内外に示しＷＨＯ脱退への旗幟も鮮明するための日取りでした。

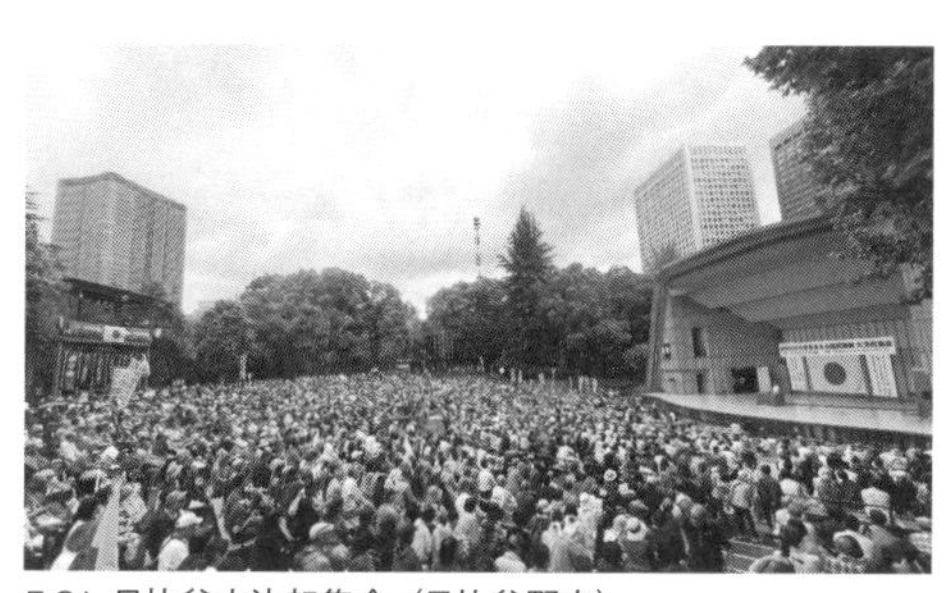
5.31 日比谷大決起集会（日比谷野音）

「５・31午後（いい未来・ゴーサイン・ゴーゴー）」

パレードデモは野音を出発してＪＲの下を通り、西銀座通りを北上、終着点は鍛冶橋通りとの交差点です。偶然なのですが、鍛冶橋通りとの交差点付近にはMeiji Seika ファルマがありました。つまり、パレードデモは厚労省前からスタートしてMeiji Seika ファルマ付近で終わるコースに期せずしてなりました。

「ＷＨＯ脱退、厚労省はこのまま変わらぬなら解体、政府行動計画は廃止！」

当日会場には北は北海道、南は沖縄まで、平日金曜日だというのに自発的に2万人の人々が集結し、大いに気勢を上げ、大決起集会とパレードデモは国民運動として成功をおさめました。

前述のMeiji Seikaファルマの社員は『私たちは売りたくない!』の195頁で、以下のように述べています。

「2024年4月13日には池袋で、5月31日には日比谷公園で、どちらも1万人を優に超えるデモが起きたことも忘れてはなりません。5月のデモの際には京橋にあるMeiji Seikaファルマ本社前に多くのデモ参加者が大挙して押し寄せました。デモの参加者は、どこかの組織に動員を受けて集まったのではなく、『生まれて初めてデモの列に加わって街を歩いた』という一般の人が大半だったようです。

こうした自然発生的な反対の動きはさらに大きくなる流れを見せており、今後も全国的な運動に発展していく可能性があります。そうした盛り上がりの中、万が一、レプリコンワクチンによる事故が続発するようなことがあれば……」

しかし、6月1日、意表をついた形でWHO総会の最終日の夜、改定IHRが、議長による「異議はないですね」（コンセンサス）方式で決定されたのです。出席数は3分の1未満か。審議無し、賛否を数えず。

決定後に本会議で反対表明をしたコスタリカは「改定IHRとの関係を断つ」と発言。事前にパンデミック条約とIHR改定案に署名しないと発表していたスロバキアは「改定IHRを拒絶」、イラン、ロシアは「拒絶または留保」の意向を表明。アルゼンチンは「主権無視」の決定を嘆きました。

態度保留表明をしたのはオランダと英国。前者は「国会と次期政府次第」、後者は「決定は7月4日総選挙後」が理由です。賛成表明はわずか37カ国にとどまりました。

テドロス事務局長は次のような挨拶をしました。

「世界は勝利した。おめでとう。パンデミック協定は遅くとも2025年5

月までに、ＩＨＲ改定は本日に最終決定。３歳の孫娘はパリでバレリーナ。私も踊りたい！」

改定ＩＨＲの条文で懸念すべき箇所を列挙すると以下のとおりです。

第１条　遺伝子ベースの治療
第４条　各国に国家ＩＨＲ局を設置
第12条　緊急事態の事務局長による決定
第13条　加盟国によるワクチン開発・生産の支援（財政援助）
第18条　ワクチン接種の確認、感染の疑いがある者の監視隔離地域への立入り拒否、出入国の拒否
第35条　デジタル形式の健康証明書（デジタル・ヘルス・パスポート、他形式も）
第44条　加盟国による協力・援助・資金調達
第48条　パンデミック緊急事態を含む緊急委員会

第54条　IHR実施委員会の設立
付録1　誤情報・偽情報への対処
付録6　ワクチン接種国際証明書

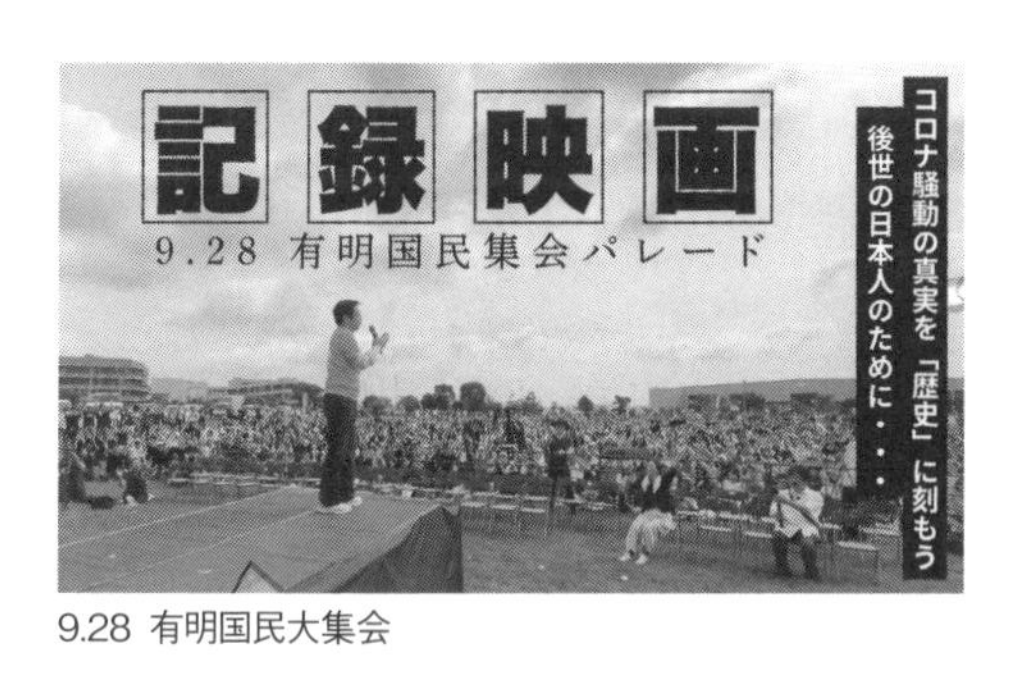

記録映画
9.28 有明国民集会パレード
コロナ騒動の真実を「歴史」に刻もう
後世の日本人のために・・・
9.28 有明国民大集会

全国・海外から延べ3万人以上来場の9・28有明国民大集会&パレードデモ

国民運動の機運はますます高まります。

8月18日には、秋から定期接種を開始するレプリコンワクチン（自己増殖型人工遺伝子注射）および国会閉会中の7月2日に閣議決定された「新型インフルエンザ等対策政府行動計画」に対して断固反対の意思を示すため、「8・18市川ANTI―WHO MEETING」を開催。

日本にルーツを持つ著名な医学博士スチャリット・バクディ教授や国際ジャーナリスト堤未果氏も緊急参戦しまし

た。

そして、9月28日、レプリコンワクチンの接種中止を求める「9・28有明国民大集会&パレードデモ」として、全国・海外から延べ約3万人以上来場の国民大集会が開催されました。

同時に行われたパレードデモには、千人にも及ぶ自衛隊OBを中心とする梯団(グループ)をはじめとして、5・31の27梯団(グループ)のほぼ倍にあたる50梯団が参加しました。(パレードデモも自主的個人参加の方がほとんど)。

クリスティン・アンダーソン欧州議会議員、メリル・ナス博士、ライアン・コール博士など世界トップクラスの運動家・科学者たちも、東京でレプリコンワクチンに反対するために集まりました。

「私たち科学者は、日本国民にレプリコンワクチンの副作用に気付かせるために来ています。これほど狂気な犯罪はありません。人を殺す事を止めなければなりません」との想いからです。

9・28有明国民大集会&パレードデモは、国民が主役のドキュメンタリー(記録)映画化され、2025年春に公開予定です。

ロバート・マローン博士のスピーチ

9月29日、ワシントンD.C.で開催された、トランプやケネディを応援するレスキュー・リパブリック会議にて、東京を発って米国に帰国したばかりのロバート・マローン博士が「9・28有明」について米国人聴衆に語ったスピーチを紹介します。

私はちょうど東京から戻ってきたところです。自己増殖型mRNAワクチン接種を目前に控え、東京では3万人規模の集会が開かれました。日本はこの新技術のモルモットとして世界から利用されるのです。日本人はこれを3番目の原爆と呼んでいます。

この新技術は、アメリカのアークトゥルス社、オーストラリアのCSL社、そして日本の企業（Meiji Seika ファルマ）との協力協定によって開発されています。

その日本企業のCEOが最近記者会見で、何と言ったと思いますか？「誤った情報を広めるような者を、我々は法的に追求し投獄するつもりだ」と言ったのです。

厳密に治験されていない自己増殖型ｍＲＮＡワクチンが、他の人にどう影響するか、どう感染するかわかりません。

わかっているのは、自己増殖型ｍＲＮＡワクチンは増殖するということです。日本人の高齢者の脳に広がっていくのかはわかりません。わかっているのは、こうした懸念を口にすると、そのＣＥＯが追いかけてきて、刑務所に入れようとするということです。

これこそ、ニューワールドオーダーです。そういう時代に私たちは足を踏み入れたということです。奴らはそういう世界を私たちに押し付けようとしています。私たちを閉じ込め黙らせようとしています。彼らの物語を作り上げようとしているのです。

あなた方全員に心理戦をしかけ、あなた方を操作し、あなた方を調教し、鳥インフルエンザやサル痘、そして次の仕掛であなた方に恐怖を抱かせ、あなた方を支配しようとしているのです。あなた方を沈黙させ、立ち上がらせず、あなた方を閉じ込め、言う通りにさせるのです。

私は納得がいかない。あなた方も納得がいくわけがない。ともにこの新しい専制政治と戦っていこうではありませんか。


メリル・ナス博士も帰国後、９・28有明をネット上で報告してくれています。

誰が仕掛け人なのか、姑息な妨害の動きが始まったと言われていますが、日本の国民運動は確実に大きくなっています。

４・13、５・31、８・18、そして９・28、真正国民運動の発展の経緯をメディアは一向に報じません。国民の間にさらに広く知られてはならないことなのです。

４・13、５・31、８・18、そして９・28に参加し支えて頂いた皆様、勇気をもって登壇いただいた皆様に改めて心より感謝申し上げます。


動画のリンクは次頁をご覧ください。

連動動画のご案内

本書と連動した動画サイトのリンクです。
9.28 有明国民大集会＆パレードデモ等の臨場感を
味わうことができます。

【無料動画】

https://note.com/chikatsu/n/n7077963b2766

●内容

5.13 記者会見 於厚生労働省（約15分）
6.26 第8回超党派議連（約20分）
9.28 有明パレードデモ1：朝、お台場コース（約10分）
9.28 有明パレードデモ2：午後、豊洲コース（約4分）
9.28 有明パレードデモ3：夜、お台場コース（約12分）
9.28 有明国民大集会：PV版（約1分）

【有料動画】

https://note.com/chikatsu/n/nb705395a36c4

●内容

9.28 有明国民大集会：全編（約53分／￥300）
※収益は国民運動の映画制作・上映等に寄付させていただきます。

被害国の日本を加害者にするプロパガンダも。闘え、日本人！

内外で「3発目の原爆」となるのではないかと懸念されているレプリコンワクチンが、米国の技術を基に、日本政府によって、日本のメーカーによって、日本の医師たちによって「日本人」にこの秋から落とされ始めていることに危惧しています。

同時に、歴史戦の観点からもう1つ大きな懸念があります。

レプリコンワクチンを打たれる日本人を被害者とせずに、日本人が「第2の７３１部隊」を世界に仕掛けたとプロパガンダされるのではないか、という恐れです。人類史上唯一原爆を落とされた日本人が、再び「過ちは繰り返しませぬから」の碑文を押し付けられるかも知れないということです。

南相馬で10億回分つくったら、日本で効果を試した後、しばらくしてから海外に持っていく。日本の言論を抑えプロパガンダに成功したら、海外でも同じことをする。核が拡散するように拡散していく。そこで非難の声が出たら、これは日本からもたらされたものだと、「第2の７３１部隊」だというような言い方で日本に責任を押し付け非難する。そのような危惧です。

未来の子供たちをレプリコンワクチンの加害者にさせてはいけません。そのためには、プロパガンダや、言論封殺と闘う必要があります。

日本においても、検閲が厳しい中、心ある人々、勇気ある人々が多くの発信をしています。私も微力ながら闘う日本人の一人です。

政府ではなく私たちがともに闘うのです。

最後に、ゴールを確認します。

- ●改定された新型インフルエンザ等対策政府行動計画の廃止
- ●改定された国際保健規則の拒絶（２０２５年７月19日期限）
- ●パンデミック協定の阻止（２０２４年12月ＷＨＯ特別総会は開催中止、２０２５年５月ＷＨＯ総会予定）
- ●ＷＨＯ脱退またはＷＨＯ体質改善（トランプ政権・共和党の動向注視）
- ●ｍＲＮＡワクチン被害者の救済
- ●ｍＲＮＡワクチン（レプリコンワクチンを含む）接種の中止

●エボラ感染実験ＢＳＬ－４施設の廃止又は離島や人里離れた適地への移転
●情報公開の徹底
　等々……

11月14日には、トランプ次期大統領が、ロバート・ケネディ・ジュニアを保健福祉省（ＨＨＳ）の長官に起用する方針を発表しました。
時代は動きます。

頑張ろう！

追伸

紙幅の都合で本書でご紹介できなかった方々や出来事はたくさんです。よろしかったら、ワクチンがテーマであってもバンや削除をされずに済むネット番組（有料で恐縮です）「これが本当の近現代史」や「月刊インサイダーヒストリー」をご覧いただけましたら幸甚です。

「月刊インサイダーヒストリー」
https://in.hayashichikatsu.jp/88insa_1980_no

「これが本当の近現代史」
https://t-mp8.net/sakuradaigaku/subscribe/kMYQiJ/

林 千勝 （はやし・ちかつ）

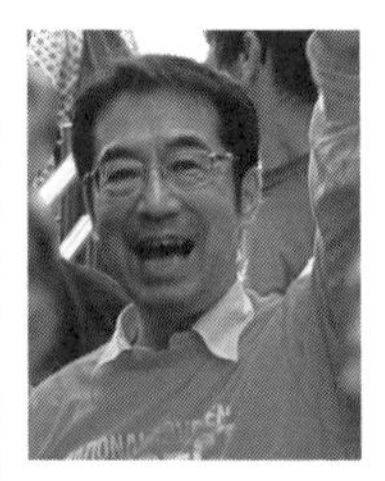

近現代史研究家・ノンフィクション作家。WHOから命をまもる国民運動共同代表。東京大学経済学部卒。大手金融機関等を経て、近現代史の探究にとりくむ。著書に『日米開戦　陸軍の勝算』（祥伝社／第11刷）、『日米戦争を策謀したのは誰だ！ ロックフェラー、ルーズベルト、近衛文麿 そしてフーバーは』（ワック／第12刷）、『近衛文麿 野望と挫折』（ワック／第7刷）、『ザ・ロスチャイルド―大英帝国を乗っ取り世界を支配した一族の物語』（経営科学出版／第7刷）、『原爆は「日本人」へ二十数発投下せよ！ ― 米英の極秘覚書が明かす原爆投下の真相 』（経営科学出版）。監訳・解説に『ロスチャイルド家の代理人が書いたアメリカ内戦革命のシナリオ「統治者フィリップ・ドルー」』（ハウス大佐著・高木書房／第5刷）、『The Real Anthony Fauci 人類を裏切った男（上／第2刷）（中／第3刷）（下／第3刷）』（ロバート・F・ケネディJr著・経営科学出版／原本はミリオンセラー）、『303の文献から判明したパンデミック13のひみつ』（ロバート・F・ケネディJr著・経営科学出版／第3刷）がある。『夕刊フジ』『WiLL』などで執筆。ネット番組の「これが本当の近現代史」「月刊インサイダーヒストリー」等では本質的情報発信中。

世界で動きだす国民運動
プランデミックの衝撃 WHOの大罪
トランプ圧勝で仕組まれたパンデミックが明らかになる

第1刷　2024年12月31日
第2刷　2025年 1 月20日

著　者　林 千勝

発行者　小宮英行
発行所　株式会社徳間書店
〒141-8202　東京都品川区上大崎3-1-1 目黒セントラルスクエア
電話　編集 03-5403-4344／販売 049-293-5521
振替　00140-0-44392

印刷・製本　三晃印刷株式会社

ISBN978-4-19-865941-7